Nobel Prizes
in Physiology / Medicine

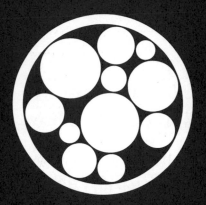

21世紀
諾貝爾生醫獎
2001→2021

科學月刊社／著

序

文｜曾耀寰

　　距離上一次《科學月刊》的諾貝爾獎套書，已匆匆七年，世人常戲稱七年之癢，我們科學月刊社總也得來點什麼。

　　《科學月刊》創刊超過五十年，上回諾貝爾獎套書集結2005年到2015年發布的諾貝爾獎物理、化學和生醫三獎，編成三本品質精良、設計優美的合籍。眾所皆知，諾貝爾獎是全世界科學的桂冠，由諾貝爾先生所創立，第一次頒發於1901年，每年歲末都會公布各獎項，《科學月刊》自1973年以來，也都定時邀請國內相關領域的專家學者，將第一手資料介紹給廣大讀者。自1992年，更以專輯形式，於每年12月出刊，長久逐漸累積的文章，足以定期專書的形式出刊。

　　《科學月刊》有經濟科學（Economical Sciences）的文章？這可能令一般人感到訝異，經濟不就是算算錢，怎有科學？算錢也不就是個數數，最多和數學相關，但若細思，經濟的功能，如科學一樣，深入人類的生活，而經濟活動的興衰與否，也和科學一般影響人類生活和生存，並且經濟不僅是算算錢，經濟學也是門科學，自1968年開始，也新增了諾貝爾經濟科學獎。

　　科學講究的是要有理論、要能解釋以往發生的事，並且要能預測將會發生的事，可以實質比較驗證。就這個標準，現在的經濟學已能作到，

例如2013年諾貝爾經濟科學獎發給了「因在資產價格走勢的實證研究上有卓越貢獻」的三位學者；其中一位是芝加哥大學的法瑪（Eugene F. Fama），其主要貢獻之一是「發展及完善了效率市場假說」。效率市場假說和實證研究都可以看出經濟學是一門科學。

　　以科學月刊多年累積的份量，這次由鷹出版將2001年至2021年的三個諾貝爾獎項，再加上諾貝爾經濟科學獎，以加倍（年份加倍）、超值（增加經濟獎）的內容，宴饗大眾，值得購買珍藏。

曾耀寰：科學月刊社理事長

導讀
生醫獎的五大類別

文｜羅時成

　　每年10月初諾貝爾獎基金會會先後宣布生理／醫學、化學和物理的得獎名單，隔天成為世界重要報章雜誌報導的熱門話題。近年來台灣大學的台灣科技媒體中心（Science Media Center Taiwan）為了服務媒體及公關人員對諾貝爾獎得獎獲得快速完整無誤的資訊，在宣布得獎人之前都會邀請專家預測一些可能得獎人的名單，並且收集他們的基本資料，確定名單公布後馬上就請專家們對這些得獎人的背景做快速的整理，並立刻召開記者招待會說明這些得獎人的背景及回答媒體人的問題，以便報章雜誌在第二天刊登。而過去四十五年《科學月刊》的特色，就是在得獎名單公布後經編輯委員會討論邀請國內相關領域科學家，來撰寫報導得獎工作的專文並於12月份刊出，由於撰稿人可能是得獎人的朋友或曾在得獎人實驗室工作過，撰寫文章內容豐富且深入淺出，深得讀者喜愛，這說明為什麼每年12月份的《科學月刊》的零售數量冠於其他月份。

　　過去科學月刊社與天下文化合作將1975年至2004年的諾貝爾獎特刊集結成冊發行三冊《諾貝爾獎的榮耀》，深獲好評成為長銷書。本專書乃科學月刊社與鷹出版合作將2001年至2021年的諾貝爾獎中生理／醫學特

刊集結成冊，以饗讀者。將月刊發表過的文章集結成書的好處，是讓讀者可依自己的興趣跳讀，並且可以一讀再讀。本篇導讀為方便讀者閱讀及選擇個人喜愛的題目，將二十一年得獎人研究工作內容簡單分成五類：第一類，細胞和分子生物學；第二類，生殖生物學；第三類，免疫學；第四類，神經生理學；以及第五類，感染性疾病及治療。2003年核磁造影的發明則較難列入以上五類，可單獨列為醫學儀器的發明，核磁造影的新技術使得臨床診斷可以非侵襲性診斷出各類臟器的病灶，在診斷醫學貢獻良多。

以下就針對上述五類分別簡單說明他們的重大發現和貢獻：第一類共有八個年次，佔最高比例主要是因為細胞是生物的基本的單位，細胞的藍本分子（DNA）的結構及基因調控都歸此類。細胞會經過分裂而增加細胞的數目，在單細胞生物是為生殖的方法，而多細胞生物則為了生長增加細胞的數目，細胞分裂的調控需要有嚴格的機制，否則不正常的細胞分裂就會造成癌症，所以（1）2001年三位科學家利用酵母菌及蛙卵找尋到控制細胞分裂的細胞週期重要的基因而得獎，因為這些細胞週期管控基因若產生突變，會與癌症產生有關；（2）2002年三位科學家利用線蟲的模式，研究由一個受精卵發育成為個成體的過程以及細胞凋亡的基因調控的路徑而得獎；（3）2006年兩位年輕美國科學家也利用線蟲模式發現了RNAi干擾基因表現，對基礎及臨床研究提供了新的方法；（4）2009年三位科學家對DNA末端複製有關的端粒及端粒酶的研究，闡明端粒酶活性對老化和癌症的影響；（5）2013年三位美國科學家對細胞內囊泡運送分子機制的瞭解，尤其是發現運輸分子若發生差錯可能引起神經相關的疾病；（6）2016年日本科學家利用酵母菌解開了細胞自噬（autophagy）的基因調控與功能之謎；（7）2017年生物（理）時鐘調控

分子的發現和機制，以及（8）2019年三位科學家發現細胞如何感受到周邊環境缺氧的情況所引起的生理反應而得獎。

第二大類的生殖生物學得獎的有：（1）2007年三位科學家建立的小鼠基因標的技術，可將特定基因做敲除或取代並建立特定的人類疾病小鼠作為藥物篩選及治療的研究；（2）2010年頒發給第一個利用試管嬰兒技術解決不孕夫妻煩惱的英國醫師科學家，雖然宗教人士對此項人工生殖的研究持反對意見；（3）2012年英國的戈登和日本的山中伸彌在基因重新啟動的理念下，完成「複製蛙」的實驗以及將「分化的細胞誘導成為幹細胞」（所謂的iPSC）對再生醫學及細胞療法帶來新的希望。

第三類的免疫學獲獎的有：（1）2011年三位科學家在免疫系統的貢獻而獲獎，他們的研究發現可將先天免疫跟後天免疫連結，啟動專一性的免疫反應；（2）2018年頒發給兩位科學家在免疫抑制機制的瞭解及創造了細胞免疫細胞療法的新技術用來治療癌症，現今臨床治療白血病的CAR-T就是他們的貢獻。

第四類的神經生理有：（1）2004年發現嗅覺受體及嗅覺系統的研究工作；（2）2014年是英國的歐基夫及挪威莫瑟夫婦，表彰他們在哺乳類海馬迴區找到的定位細胞以及網路細胞，幫助瞭解神經的記憶和辨識機制，可作為人工智慧參考的系統；（3）2021年頒發給兩位發現了觸覺與溫覺感受器的科學家。

第五類是感染性疾病和治療有：（1）2005年頒發給澳洲兩位醫學科學在幽門螺旋桿菌的發現與治療；（2）2008年德國楚爾郝森對人類乳突病毒（HPV）的研究，以及法國巴赫－桑努希和蒙塔巴艾對愛滋病毒（HIV）的發現；（3）2015年有中國屠呦呦對抗瘧疾原蟲新藥物（青蒿素）的研究、日本大村智在鏈黴菌篩選大量的抗生素、愛爾蘭的坎貝爾利用

其中的阿維菌素作為對抗幡尾絲蟲和淋巴絲蟲感染所引起的河盲症和象皮病；（4）2021年三位科學家在C型肝癌病毒（HCV）的發現以及藥物的發展作出貢獻而得獎。

　　2022年預測得生理／醫學獎呼聲最高的兩位科學家是卡塔琳（Katalin Kariko）與魏斯曼（Drew Weissman），因為他們發明mRNA當作預防新冠病毒感染的疫苗，在2020年疫情嚴重期間讓上億的人免於感染或死亡，但未獲得基金會委員的青睞。以mRNA當作藥物是一個非常突破性新發明，mRNA不只可以應用在流行性的病毒感染預防上，也可以應用在癌症的治療，作者猜測他們未來一定可以獲得諾貝爾獎，上述二十一年次獲獎者中有五位科學家利用線蟲當模式而獲獎，由於線蟲具備簡單操作和生長壽命短的特性且與人類有高的基因同源性，作者也猜測以線蟲研究生物老化的Cynthia Kenyon和Gary Ruvkun遲早也會獲獎，且讓我們拭目以待。

　　祝閱讀愉快！

羅時成：長庚大學生物醫學系教授

推薦序
關於諾貝爾獎二、三事

文｜寒波

　　每個領域都有自己的年度盛事，如電影界的奧斯卡、體育界的奧運，科學界最大的盛事是諾貝爾獎。每年10月諾貝爾委員會宣布各獎項的得獎者，隨著媒體傳播，大眾都很容易接觸到新聞。然而，諾貝爾獎所表揚的卻不是最新的科學進展。

　　奧運由選手們現場競技，當下最佳的參賽者勝出。奧斯卡獎根據前一年度的作品選出贏家，若是同期有多位高手頂尖對決，必定有遺珠之憾。諾貝爾獎則完全不同，它的選拔範圍是頒獎之前的所有人，極少數科學家如楊振寧、李政道，提出貢獻後未滿一年便迅速得獎，多數在十幾二十年後獲得認證，也有少數得主等待超過四十年。

　　科學界獎項很多，頒獎方式不一，不過最出名的諾貝爾獎，相當反映出科學研究的時間概念。競技領域由奧運代表，一剎那間便是永恆；電影週週有新片上映，再怎麼熱門的作品也會在幾個月後退潮，適合一年回顧一次。科學研究的影響，往往需要更長時段才能看出。

　　已經存在一百多年的諾貝爾獎，仍傳承著幾代人以前的智慧；現在的得獎者，某些貢獻早在幾十年前提出，經歷時間考驗後眾望所歸。另

一方面，過往闇影的影響也延續至今，比方說用男女兩性來看，科學類的得獎者幾乎都是男性，反映出過往教育、研究的偏向；假如女性投入科學研究的比例很低，那麼得獎者的女性比例當然很低。

經過一百多年，如今受到諾貝爾獎表彰的科學，是累積與經過實踐的科學。即使是橫空出世的新創見，問世當下大家都覺得「這個會得諾貝爾獎」，也要等待好幾年的檢驗。

例如CRISPR基因編輯，論文最初於2012年底發表，接下來幾年進展迅速，造福許多研究人員，公認得獎是時間問題，也要等到2020年才獲得諾貝爾化學獎，而這已是近幾年最快得獎的紀錄。對這點有概念，便不要意外mRNA疫苗技術為什麼沒有獲得2021年的諾貝爾獎。不論外界如何炒作與起哄，諾貝爾委員會行事自有一套規律。

另一點有趣的是，大家都知道CRISPR基因編輯會得獎，卻不知道它會得到哪個獎。科學類的三個獎：物理、化學、生理學或醫學獎，其領域有時候界線沒那麼分明。基因編輯乍看無疑屬於生理學或醫學獎的領域，實際應用CRISPR工作的也大多數是生物學家，可是它卻獲得化學獎。

狀況和CRISPR類似的，本世紀還有2017年的「低溫電子顯微術」、2015年的「DNA修補」、2014年的「奈米顯微鏡」、2012年的「細胞與感知」、2009年的「核糖體」、2008年的「綠色螢光蛋白」等等。這能說化學領域被生物學入侵嗎？我想更合適的視角是，隨著生命科學領域的突破，化學的視野也跟著拓展，生物體中觀察到許多有趣的化學現象，也有些探索生物的研究方法基於化學，超過以往生物化學的狹隘範圍。

本世紀不少生物學家獲頒化學獎，其實過去也發生過類似的事，一百多年來，獲得化學獎的物理學家並不稀奇。我想這反映出科學研究長期的變化：物理學曾是科學最突飛猛進的新疆域，如今則是生物學。

前文提及「橫空出世的新創見」，不過CRISPR基因編輯的概念並非橫空出世。它源自精準改變DNA序列的需求，在此之前，至少還有鋅手指（Zinc finger）和類轉錄活化因子核酸酶（transcription activator-like effector nucleases，簡稱TALEN）兩款原理類似的技術，只是遠遠不如CRISPR便利。CRISPR與更早的綠色螢光蛋白一樣，滿足許多一線研究者的日常需要，因此獲得諾貝爾獎。這是值得諾貝爾獎表揚的一大類：廣泛應用的新技術。

另外像「低溫電子顯微術」，使用門檻不低，遠不如PCR、綠色螢光蛋白等技術普及，但是帶來重要的突破，應用價值很高，因此獲獎。最近解析冠狀病毒的立體結構時，便常運用此一方法。

還有一類最常見的得獎，算是彰顯某個領域的長期累積。例如生理學或醫學獎2021年「溫度和觸覺受器」、2020年「發現C肝病毒」、2019年「細胞感知和適應氧氣供應」等等，都算是對該領域成就的追認：肝炎病毒、感覺受器、感應氧氣和缺氧的研究幾十年來成果豐富，使得其先驅獲得榮耀。

回顧近年的諾貝爾獎，我們可以從中快速回溯近幾十年的科學史，哪些議題受到科學界重視，哪些項目被聰明的人類突破。這些資訊未必和我們切身相關，卻是當代社會重要的一環，對哪個議題有興趣，都可以繼續查詢。

瞭解諾貝爾獎包含哪些題材後，若是心有餘力，也不妨反面思考：諾貝爾獎沒有哪些東西？這能讓我們更全面認識科學，以及其背後的科學研究文化。

這也觸及到諾貝爾獎近來屢屢被質疑的問題。科學類諾貝爾獎得主，以地理劃分，大部分位於北美、少數歐洲國家和日本；以族裔區分，多

數為白人；以性別區分，絕大部分是男性。諾貝爾獎評選看的是結果，這反映出過往百年的科學研究，全人類只有少數群體參與較多；往積極面想，人類的聰明才智，仍有許多潛能可以挖掘。

促進科學擺在台灣的脈絡，最有意義的大概是鼓勵兩性平等參與（或是可以代入任何「性別」），具體來說，就是促進過往被壓抑的女生投入科學。台灣各界在這方面嘗試不少，有時候卻淪為形式上的鼓勵，相當可惜。

比起斤斤計較每場研討會的性別比例，更實際的或許是在日常生活中，鼓勵每一位女孩與男孩勇敢嘗試，不要輕易放棄。即使覺得遇到瓶頸，也不要覺得因為自己是女生，或是任何身分才不行。越高深的科學研究，能應付的人本來就越少。

即使是最出色的那一群科學家，也只有很少數人能得到諾貝爾獎。許多研究領域很難得到諾貝爾獎，卻一樣很有貢獻。連日清十六歲時，到臺北帝國大學熱帶醫學研究所工讀，後來成為世界級的蚊子專家。桃樂西亞・貝茲（Dorothea Bate）十九歲時在倫敦的自然史博物館，敲門懇求當打工仔，當時無人知曉，一位了不起的古生物學家就此誕生。

就算不是研究科學的讀者，閱讀諾貝爾獎的介紹，以及厲害科學家的故事，想必也能滿載而歸。

寒波：盲眼的尼安德塔石器匠部落主、泛科學專欄作者

無止盡的生命探索
細胞分裂的調控

文｜蘇金源

2001年的諾貝爾生醫獎頒給了來自美國的哈威爾，
以及來自英國的韓特及納斯。
由於他們的研究貢獻，拓展了整個細胞分子生物學的研究領域。

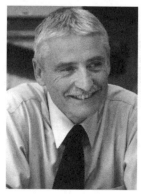

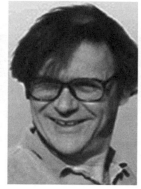

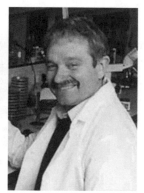

哈威爾
Leland H. Hartwell
美國
福瑞德哈金森腫瘤研究中
心

韓特
R. Timothy Hunt
英國
帝國癌症研究基金會

納斯
Paul M. Nurse
英國
弗朗西斯·克里克研究所

細胞分裂是所有生物細胞表現生命力量的最基本功能，它的主要意義在於將細胞內所含有的遺傳物質經過完整的複製後，平均分配到子細胞中，以提供生命繁衍不息的動力；而所有由細胞組成的生物體，也都需要透過細胞分裂的功能來完成生長及發育的目的。據估計，一個成人的身體大約由一百兆個細胞組成，追溯其根源，乃是一個單一的受精卵細胞經過許多次的分裂後所產生的結果；因此，細胞分裂可說是整個生物生長最重要的活動之一。

由於細胞分裂的主要作用是傳遞遺傳訊息，而分裂過程中任何些微的差錯，都有可能導致遺傳變異的發生，因此在整個生物的演化過程中，細胞已經發展出一套非常嚴謹的管制系統來自我監控分裂的進行，以確保每一個子代細胞都能接受正確無誤的遺傳訊息。目前在癌細胞及其相關生物醫學研究的領域裡，細胞分裂的調控機轉即為其中最熱門的議題，因為正常細胞之所以會轉變成癌細胞的一個重要原因，往往是這些監控細胞分裂的系統失去了正常功能所造成的後果。

● 諾貝爾獎的殊榮

2001 年的諾貝爾生理醫學獎頒給了來自美國的哈威爾，以及來自英國的韓特和納斯，因為他們的研究發現了細胞分裂過程中擔任調節作用的一些重要因子，從此拓展了整個細胞分子生物學的研究領域，並對日後醫學上解釋癌細胞的成因有了深遠的影響。

哈威爾和納斯都是利用酵母菌來研究細胞分裂的專家；酵母菌（下頁圖一）是單細胞的真核生物，由於酵母菌生命週期短，大約每兩個小時就能分裂一次，長久以來一直都是研究細胞分裂絕佳的材料。有趣的是，酵母菌被用來當作生物實驗的材料已有一百多年的歷史，若從人類

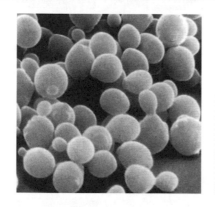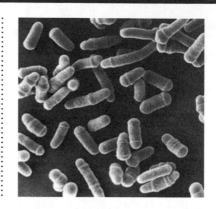

圖一　電子顯微鏡下的出芽酵母菌及裂殖酵母菌。出芽酵母菌的細胞形狀呈卵圓形，實際大小約為直徑4微米；裂殖酵母菌呈短圓柱狀，圓柱直徑約為3~4微米，長度為7~15微米。

懂得利用酵母菌發酵麵包及釀酒的時間算起，酵母菌對於人類的貢獻就更歷史久遠了，可是純粹以研究酵母菌這個生物而能獲得諾貝爾獎殊榮的，這倒是破天荒第一遭。

● 建立真核生物細胞分裂的基因調控藍圖

　　哈威爾的科學貢獻主要是利用出芽酵母菌（*Saccharomyces cerevisise*）的生物模式，建立真核生物細胞分裂的基因調控藍圖。從他鑑定出來近百個酵母菌細胞分裂調控（cell division control，簡稱CDC）突變種的研究裡，將整個細胞分裂週期中每一步驟所負責的基因都做了完整的定位。哈威爾更是第一個提出細胞內存在細胞分裂監控系統（cell cycle checkpoint）的人，他認為細胞在分裂的過程中擁有一套機制，主動地監控基因體的複製過程和它的完整性，一旦有任何阻礙或損壞發生，

監控系統即能立刻將細胞分裂停止下來，讓細胞有機會去修補缺失，同時也讓損傷過大而無法修補的細胞啟動自我凋亡的途徑，以避免子代細胞獲得殘缺的基因體，此一概念奠定了日後細胞分裂機轉直接影響癌細胞形成的研究基礎。

　　哈威爾會走入酵母菌遺傳學的研究領域，其實也是一個巧合。在他的求學期間並沒有真正的受過任何酵母菌生物學的科學訓練，他在1960年代初從學校畢業後，即跟隨在沙克研究所（Salk Institute）的杜貝克博士（Renato Dulbecco, 1975年諾貝爾生理醫學獎得主）從事有關動物細胞培養及腫瘤病毒複製的博士後研究，因此開始對細胞生長及分裂的調控作用產生興趣。但是苦於動物細胞的複雜度，實驗一直沒有很好的進展。

　　1965年，哈威爾獲得當時剛成立的加州大學爾灣分校教職聘書，於是離開沙克前往任職。第一年寫了一個小型研究計畫，打算繼續利用動物細胞模式來探討細胞分裂調控的問題。可是新學校、新實驗室、加上身為年輕的新老師，哈威爾的新生涯起步得有點力不從心，光是等待新購的儀器設備抵達就耗掉不少時間。這段時間閒得發慌的哈威爾只好勤跑圖書館，看看是否能找出更適合的研究題材。當時很多的生物學實驗室已能利用一些黴菌及酵母菌從事各種細胞學及遺傳學研究，發表過的科學報告相當豐富。在一個偶然的機會下，哈威爾準備試試酵母菌作為研究材料的可能性。對酵母菌一無所知的他，前往加州大學柏克萊分校及華盛頓大學，拜訪了兩位酵母菌學大師——賀松（Donald C. Hawthorne）與羅門（Herschel Roman），向他們討教酵母菌的操作方法，幾天下來彼此交談甚歡，臨走的時候，兩位大師借了他一部顯微鏡及一個酵母菌菌種，哈威爾的酵母菌生涯於焉展開。值得一提的是，當時哈威爾實驗室裡人手奇缺，所有的研究工作都是他帶著幾位大學部學

生一點一滴地從收集酵母菌CDC突變種做起；1967年，哈威爾發表了第一篇分析酵母菌細胞分裂突變種的研究報告。

○ 發現細胞分裂的樞紐

　　來自英國的納斯所使用的研究工具是另外一種的酵母菌，叫裂殖酵母菌（*Schizosaccharomyces pombe*），它與長得卵圓形的出芽酵母菌不一樣之處，在於裂殖酵母菌長成短圓柱狀；而且顧名思義，出芽酵母菌的細胞分裂是以長芽苞的方式，從細胞一旁長出另一顆細胞來，而裂殖酵母菌的細胞分裂是從長大後的細胞中間裂開形成兩個細胞。一般的生物細胞在進行分裂之前一定要經過一段生長過程，先讓細胞長到足夠大小才能進行分裂，也就是所謂體積管控（size control）的觀念，這個階段通常發生在細胞分裂的第一個間期（G1），這段時間細胞一方面生長，一方面也同時接受各種生長環境的刺激，諸如生長激素或生長抑制劑的調節作用，決定細胞是否要進行分裂；一旦決定了，細胞接著進入染色體複製期（S phase），即將所有的遺傳物質複製一份；之後，會有另外一個間期（G2）出現，作為細胞進入有絲分裂的準備期；最後細胞進行有絲分裂（M phase）產生兩個細胞，各獲得一份完整的染色體（圖二）。納斯一直對細胞進入細胞分裂前需要受到體積管控的研究很感興趣，他採用裂殖酵母菌來進行細胞分裂的研究，可說是得天獨厚。裂殖酵母菌跟其他生物細胞一樣，也要長到某個長度以後才能分裂，然而事實上，裂殖酵母菌管制細胞大小的階段並不出現在前述的G1期，而是位於有絲分裂（M phase）之前的G2期；也就是說，裂殖酵母菌細胞在完成染色體的複製（S phase）後，停留在G2期繼續生長，一旦長到一定的長度後就直接進入有絲分裂的步驟；因此對納斯的研究而言，只要釐清細胞管

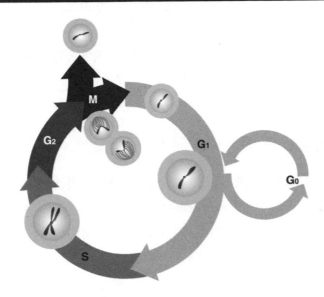

圖二　細胞分裂週期。

控體積大小的機轉，基本上就釐清了細胞如何進入有絲分裂的重要關卡。

　　於是納斯利用了裂殖酵母菌的特性，不斷尋找在酵母菌裡決定細胞體積大小的因子，結果找到一個劃時代的基因——CDC2，這是決定酵母菌細胞能否進行細胞分裂的樞紐。

　　短短幾年之後，從各個不同生物領域的科學家終於發現：不單是酵母菌，包含人類在內的各種生物細胞，都依賴著與酵母菌CDC2一樣的基因來決定細胞進行分裂的調節作用。CDC2基因合成的蛋白質是一種叫做蛋白質激酶的酵素，它的作用主要是在當細胞準備進入分裂時被活化起來，然後負責磷酸化一些功能性的蛋白質，因而啟動了細胞分裂的機器。一旦細胞完成分裂之後，CDC2的活性馬上受到抑制，必須等到下一

次細胞要再分裂時，才會再次被活化起來。非常清楚地，納斯的實驗證明了CDC2酵素的活性是決定細胞是否能夠進行細胞分裂的指標。這個突破不僅展現了生物之間存在著生命現象的共通性，更對過去只能在顯微鏡底下觀察的細胞分裂研究工作注入了新的活力；細胞分裂已成為可在試管內藉著酵素活性來分析的實驗了。

● 樞紐中的樞紐

另外一位得獎的英國科學家韓特，他的細胞分裂研究工作主要是利用海膽（sea urchin）的卵做為實驗材料。大量的海膽卵很容易取得，而且就像其他無脊椎和脊椎動物所產生的卵一樣：當卵細胞成熟後，它們都停留在細胞分裂週期的G2時期，一起等待受精作用的發生。一旦接觸到精子的受精作用後，受精卵急速進入下一個有絲分裂期（M phase），並且快速地連續分裂八次，完成初期的胚胎發育工作。因此，動物的卵一直都是研究細胞分裂很好的材料。

韓特在1983年做了一個看似平凡的實驗，他想問一個問題，在這些海膽受精卵分裂的過程中，有沒有任何細胞內的蛋白質會跟隨細胞分裂的週期性，出現合成或消失的變化？也許這類蛋白質與細胞分裂的調控作用有關聯性。所以他收集了一大批海膽卵，先將它們泡在含放射性胺基酸的溶液中標誌蛋白質，再加入海膽精子給予人工授精，接著隨著細胞分裂的每個時間點收取卵細胞，分析細胞內蛋白質的變化。結果他找到了一種會在細胞進入分裂前大量出現的蛋白質，這個蛋白質緊接著分裂的完成後馬上消失，韓特在當時並不知道這蛋白質的真正功能為何，他將之命名為週期素（cyclin）。

十五年後，CDC2的故事浮現，大家都急著想知道細胞是如何透過

CDC2的酵素活性來影響細胞分裂的進行。多方的實驗結果都證明了一件事；單獨存在的CDC2蛋白質其實並沒有酵素活性，它必須要結合另外一個蛋白質以後才有可能被活化。1989年開始的一整個年頭，從酵母菌、果蠅、海膽、青蛙、老鼠到人類的所有生物模式研究裡共同發現了一個事實，那個需要與CDC2結合以及會幫助活化CDC2酵素的另外一個蛋白質竟然就是週期素，所以CDC2一下子之間又成了週期素依賴性蛋白質激酶（cyclin-dependent protein kinase，簡稱CDK）。因為CDK蛋白質在細胞中是一直都存在的，於是細胞藉著控制週期素的合成及分解，就如同在海膽受精卵中週期素的出現和消失，來控制CDK被活化及抑制的時機而完成細胞分裂的作用（圖三）。

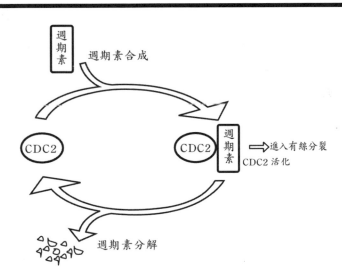

圖三　細胞利用週期素的合成及分解調控CDC2的活性。

◎ 結語

今日我們對細胞分裂的瞭解，事實上又往前推展了更大的一步；生物細胞裡頭存在著各種不同類型的 CDK 及週期素已陸陸續續被發掘出來，更重要的是，各種實驗顯示，細胞即利用這些不同的 CDK 及週期素組合，完全掌握了整個細胞分裂週期中每一個步驟的進行；不僅僅是細胞足以進入有絲分裂的管控，甚至細胞在生長中對於外界生長因子的刺激反應，細胞開始複製染色體的時機及過程等等，都取決於細胞內不同的 CDK 與週期素複合體酵素的活性來管制。因此，從分子生物學的觀點來看，一個生物細胞分裂週期的過程，就相當於是一個 CDK 與週期素複合體酵素活性的交替循環週期而已。

未來，為了更瞭解細胞分裂的機制，所有的研究工作勢必將集中在細胞如何調節 CDK 與週期素複合體酵素活性的功能上。結合了酵母菌及其他生物模式的研究，科學家已清楚知道細胞如何利用其他更多的調控因子來調控這些細胞分裂的調控因子，而且似乎每隔一陣子，又有新的調控因子會被發現，這就像是一條永遠沒有止境的生命探索。人類 21 世紀開始的第一個諾貝爾生理醫學獎，著落在攸關生命起源的細胞分裂主題上，毋寧說是大勢所趨，其實更深具意義。

蘇金源：陽明大學生命科學系

翻開閻羅王的生死簿

文｜黃才芳、吳益群

2002年諾貝爾生醫獎頒給了來自英國的布瑞納、蘇斯頓及美國的霍維茲，
他們運用新建立的模式動物——線蟲，
使人類對於器官的發育以及計畫性細胞死亡有了更完整的瞭解。

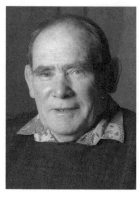

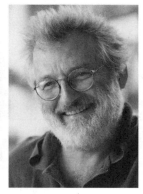

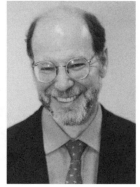

布瑞納
Sydney Brenner
英國
美國柏克萊分子科學研究
所、分子生物學實驗室
（LMB）

蘇斯頓
John E. Sulston
英國
英國桑格中心

霍維茲
H. Robert Horvitz
美國
麻省理工學院

人體需要靠細胞的分裂來產生新的細胞，但同時也需要細胞死亡的進行，這樣我們體內的細胞數才能維持恆定。一個成年人每天會有近十億個細胞複製產生，因此同樣也需要相同數目的細胞死亡，這個細胞自殺的過程稱為「計畫性細胞死亡」（programmed cell death）。

發育生物學家發現，計畫性細胞死亡對於個體的發育而言相當重要，例如當蝌蚪發育為青蛙的過程中，尾巴的細胞進行細胞死亡而消失。在人類胚胎中，位在手指和腳趾之間薄膜的細胞也必須進行計畫性細胞死亡，才能形成完整的手指和腳趾；而大腦的發育也需要大量的神經元細胞進行死亡，人類的中樞神經系統方能完成發育。

2002年的諾貝爾生理醫學獎得主布瑞納、蘇斯頓及霍維茲的重要貢獻主要有二：第一是建立了線蟲的模式動物系統，運用線蟲本身的優越及完善的遺傳分析技術，發現了許多影響線蟲發育的基因，其中也包括作用於計畫性細胞死亡的重要基因，讓研究者能一窺計畫性細胞死亡的機制。第二則是將牽涉於細胞死亡的重要基因，在人類基因體中找到同源基因，而使得細胞死亡機制能在人類中進一步研究。這些重要的成就不單單讓大家瞭解線蟲本身，更因為線蟲及人類基因體之間的保守性，讓這些研究可以應用在人類的疾病及醫學上，而對人類有卓越的貢獻。

● 建立線蟲為模式生物

布瑞納和克里克、華生是同一個年代的巨擘，他和克里克一同發表了mRNA會以密碼子的方式，作為胜合成模板的重大發現。長久以來，布瑞納都以「十分了不起但沒得諾貝爾獎的人」而聞名，但2002年他終於可以摘掉這個著名的稱號了。

在1960年初期，當大多數的科學家還在為分子生物學的許多重大發

現（如DNA、mRNA與蛋白質等大分子的合成過程）雀躍時，布瑞納便覺得這大部分的問題已找到解答，因此生物學家應開拓一個更神祕、更令人興奮的領域，那就是「發育」。到底這些DNA分子，或名之為基因的物質，是以什麼樣的機制使個體形成？是經由怎麼樣的控制使細胞分化及器官發育可以準確地進行？布瑞納很瞭解分子生物學的研究之所以能成功，是因為生物學家從細菌、噬菌體這種簡單不過的生物開始研究中，找到了在高等生物中亦會發生的重要事項，諸如遺傳物質的複製及表現。因此同樣地，想要瞭解「發育」這樣精密且龐大的議題，用人類這樣複雜的系統切入是行不通的，我們需要經由一個簡單但具細胞分化能力的多細胞生物著手。

　　1963年，布瑞納寫給劍橋醫學研究所的實驗計畫書中便說道：「我們應該如分子生物學般，用以簡馭繁的方式來解決個體發育的問題，也就是盡可能找到最簡單且具分化能力的多細胞生物，並將科學家已建立的良好分析工具套用在其研究上。」於是，他選擇了比果蠅簡單但比細菌複雜的線蟲（*Caenorhabditis elegans*）。

　　線蟲生活在土壤間水層，成蟲體長只有0.1公分，以細菌為食，在實驗室中非常容易培養。此外線蟲全身透明，因此研究者可以在顯微鏡下不需經過染色，便將線蟲體內的器官諸如腸道、生殖腺等一覽無遺；若使用高倍相位差顯微鏡，更可達到單一細胞的解析度，因此線蟲是研究細胞分裂或細胞死亡等的利器。由於線蟲僅具有不到一千個體細胞，所以所有細胞都可以徹底觀察研究，相較於人體數十兆的體細胞，要簡單多了！線蟲具有雌雄同體及雄性兩種性別；雌雄同體可自行產生精子及卵子，因此可不經交配就建立和親代相同基因體的後代，每隻雌雄同體可產生兩百到三百個子代；而雄性出現機率比較低，每一千隻線蟲中，

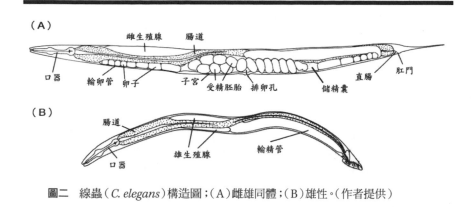

圖二　線蟲（*C. elegans*）構造圖；（A）雌雄同體；（B）雄性。（作者提供）

大概只會有一隻雄性出現，這是由於性染色體發生不分離所致。雄性的存在，使得遺傳物質得以經由其與雌雄同體的交配而產生交流（圖二）。

此外，線蟲的生命週期相當短，從一個已受精的胚胎發育到具有生殖能力的成蟲，在攝氏25度環境中培養，只需三天半的時間。這對於研究者而言，不啻為一大利多，大幅減少了等待的時間（圖三）。結合了可產生大量的子代、可交配建立多重突變種及快速的生活史這些優勢，使線蟲可應用理論及技術皆臻完善的遺傳學，進行遺傳分析，瞭解基因和基因之間的關係。

除了獨具慧眼建立線蟲為模式動物外，布瑞納還進一步發現，可藉由化學藥劑EMS（ethyl methanesulphonate）造成線蟲基因體的單點突變，若此單點突變損毀了某個基因的功能，則突變種可能產生某種表型，此時研究者便可探討表型與該基因突變之間的關係，進而瞭解該基因在正常發育過程中所扮演的角色。線蟲夠簡單也夠複雜，因此可讓研究者清楚的追蹤其表型，進行更深入的分析。1974年，他在 *Genetics* 發表第

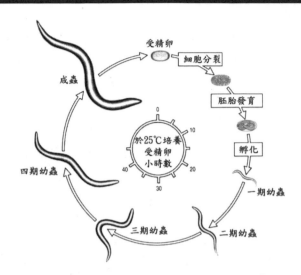

圖三　線蟲生活史;培養於攝氏25度,僅需三天半即可從胚胎發育為可產生下一代的成蟲。(作者提供)

一篇以線蟲為模式動物研究的文章。

在布瑞納發展線蟲的當時,相當多人都以「異想天開」來看待這種小蟲,認為線蟲和建立已久的果蠅系統相差太多,不可能對遺傳學甚或細胞發育學有什麼了不起的貢獻。但這一切並沒有讓布瑞納灰心,他利用線蟲這個模式動物將遺傳分析和細胞分裂、細胞分化及器官發育串連,他的遠見與勇往直前的精神,是獲得2002年諾貝爾生物醫學獎的基石。

◎ 建構細胞淵源

蘇斯頓1969年加入布瑞納在劍橋的研究團隊,如同布瑞納對研究所所寫的計畫書中,要將線蟲建立為一個可用的模式生物,科學家必須對

牠的所有細胞有基本的瞭解。因此蘇斯頓便利用線蟲全身透明的特性，在高倍率的相位差顯微鏡下，觀察並追蹤每一個細胞，經過十餘年的努力，蘇斯頓終於完美地達成目標，並由觀察中得到重大發現。細胞淵源（cell lineage）這個字可以表示細胞分裂與細胞親源的關係。舉例來說，A細胞分裂為B細胞及C細胞，而B細胞之後再分裂為D細胞及E細胞，這整個由A到E的過程，就是細胞分裂系譜，經由明確的細胞淵源結合發育的時間點，我們便可以知道E細胞是在何時由B細胞分裂而來。建立線蟲的細胞淵源相當重要，因為只有藉由對正常野生種內每個細胞何時分裂、分裂成幾個細胞、分裂後的細胞命運清楚地瞭解，才能依此找出有變異的突變種，對細胞分裂的機制加以研究。

十幾年來，蘇斯頓每天都花上許多時間，盯著相位差顯微鏡下正在分裂的線蟲胚胎，一直到胚胎孵化成為幼蟲，幼蟲再長成成蟲。終於在1977年，蘇斯頓與當時跟他合作的霍維茲，首先發表了幼蟲到成蟲發育的細胞分裂系譜，之後於1983年，他又與另外三位科學家一同發表胚胎發育的細胞淵源。他的研究結果定位線蟲體內每一個細胞的位置、命運及分裂過程，告訴世人線蟲是如何由一個受精卵發育成為一隻具有959個體細胞的成蟲。

在探索細胞系譜的過程中，蘇斯頓發現，線蟲有固定的細胞分裂系譜，也就是每一隻蟲身上，A細胞都一定會分裂成B和C，而E細胞一定也都是由B分裂來的，研究者可以清楚知道線蟲體內每個細胞的來歷，對突變種的界定就會相當明確。例如某個體細胞在線蟲中本來只有一顆，那出現了兩顆此細胞的線蟲，絕對是發生了變異的突變種。

此外，蘇斯頓還觀察到，蟲體內總是有131個體細胞會在某段發育時期死亡，形成像鈕扣狀的細胞屍體（圖四），並在出現後一小時內消失。

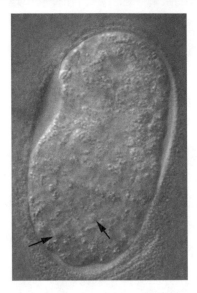

圖四　線蟲胚胎，圖中箭頭所指即為鈕釦狀的細胞屍體。(作者提供)

這樣的細胞死亡發生在特定的細胞、時間與地點，彷彿是在發育的藍圖中早已計畫好的。而蘇斯頓是第一個在活體生物中觀察到這現象的科學家，他稱為「計畫性細胞死亡」。此外，他也找到了第一個跟細胞死亡有關的線蟲突變株——*nuc-1*，並證明*nuc-1*基因和死細胞內DNA的分解有關。

這些進行計畫性細胞死亡的細胞中有80%是屬於線蟲神經細胞，雖然在早先就有神經科學領域的科學家，主張哺乳類神經細胞會進行細胞死亡來促進神經系統的形成，但是都無法在活體中觀察。蘇斯頓的研究提供了計畫性細胞死亡的活體證據，並讓研究可以在活體中進行，而霍維茲則是將此研究拓展到分子層次的功臣。

● 計畫性細胞死亡的基因

霍維茲是生物界的奇葩，一開始他並非志在生物學，大學時主修數學及經濟學，在麻省理工學院拿到學士學位，但他在麻省理工學院遇到了當時研究細菌及噬菌體的諾貝爾獎得主盧瑞亞（Salvador E. Luria），讓霍維茲對現代生物學產生濃厚的興趣，因此在1968年他進入哈佛大學攻讀博士學位，主修生物學。霍維茲之後進入劍橋，加入布瑞納的研究團隊。

霍維茲繼續布瑞納和蘇斯頓在線蟲遺傳分析及細胞分裂系譜的工作。從1970年起，霍維茲設計了一連串的遺傳分析實驗，搜尋調控計畫性細胞死亡的基因，後來他藉由細胞屍體數目的變異，挑出和計畫性細胞死亡機制有關的基因。1986年，他在 Cell 期刊發表精湛報告，說他找到了兩個「殺手基因」──ced-3 及 ced-4，他證明這兩個基因和計畫性細胞死亡的執行有直接相關，若這兩個基因發生突變，幾乎沒有一個細胞可以進行計畫性細胞死亡。

之後，霍維茲又發現了另一個基因 ced-9。這個基因藉由抑制 ced-3 及 ced-4 的作用，扮演了保護細胞避免其進行細胞死亡的角色，當 ced-9 失去功能時，會因為有過多細胞進行細胞死亡，而造成整個胚胎的死去；因此如果說 ced-3 和 ced-4 是執行細胞死亡的劊子手，那麼 ced-9 就是保護細胞生命安危的保鑣。接著，有數個在細胞死亡後負責認屍、收屍及毀屍相關的基因，也被霍維茲的團隊找了出來，他們發現當這些基因突變時，會出現相當多沒被吞噬的細胞屍體。

此外更令人興奮的是：ced-3、ced-4 及 ced-9 是人類基因體中的同源基因，這使得研究者可以將線蟲對死亡基因的研究，應用到人類對計畫

性細胞死亡機制的探討之上。

　　從霍維茲及之後所衍生的研究，科學家建立出一個「計畫性細胞死亡中心程式」（central celldeath pathway）（圖五），將一個細胞從健康到被毀屍滅跡，分成被不同基因調控的幾個步驟：首先要先決定哪個細胞要進行細胞死亡，在線蟲中目前找到兩個基因（ces-1及ces-2）和決定特定細胞的死亡相關；接著就是細胞死亡的執行，除了剛剛提到的ced-3、ced-4及ced-9，還有egl-1參與其中。從分子層面的角度來看，CED-9本來將CED-4固定在粒線體的膜上，一旦EGL-1和CED-9形成鍵結，便會使CED-9釋放CED-4，而使CED-4得以進入細胞質活化CED-3，CED-3是蛋白，因此CED-3的活化可能對細胞造成一連串的毀滅過程（圖六）；在細胞死亡之後，細胞屍體會由鄰近的細胞吞噬，這樣的一個過程有ced-1、ced-2、ced-5、ced-6、ced-7、ced-10及ced-12這七個基因牽涉其中，目前的研究將這七個基因分為兩組，傳遞兩條不同的訊息路徑，除了ced-7之外，其他六個基因都是只作用在執行吞噬動作的細胞中所需要；最後，則是細胞屍體的DNA在吞噬細胞中被分解，蘇斯頓所發現的nuc-1即作用於此過程。

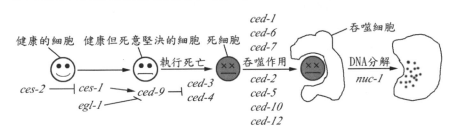

圖五　細胞死亡中心程式。（作者提供）

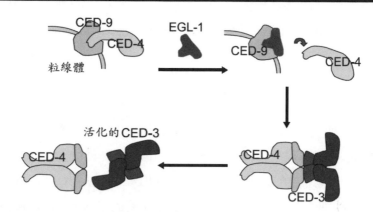

圖六　細胞死亡執行過程的分子層面。（陳思穎繪製）

　　這些藉由線蟲所瞭解的內幕，對於計畫性細胞死亡機制的瞭解有非常大的貢獻，而其他利用線蟲這個新建立的模式動物實驗系統，也可以有效率地探討發育生物學及分析訊息傳導的問題。因此線蟲對我們在瞭解生物器官發育上有相當重要的貢獻，這也是布瑞納等人獲獎的重要原因。針對計畫性細胞死亡的研究只是其中的一個成功的例子，由於這套「細胞死亡程式」在線蟲中的發現，科學家可以很快地在人類基因體中找到這條死亡路徑的同源基因，並且證明在這相差懸殊的兩個物種間的基因，竟有相當的保守性。睿智的霍維茲運用線蟲這匹良駒，揭開計畫性細胞死亡機制神祕的面紗，並找出與人類的關聯，使我們能有機會解決人類細胞死亡相關的疾病。

　　2002年10月，當霍維茲在義大利接到他獲頒諾貝爾生物醫學獎的消息時，他說：「我非常興奮能與這兩位傑出的朋友、研究同仁一起得到這個至高無上的獎；然而如果有一天，我們對於細胞死亡的研究可以真正

地應用在人類疾病的治療上，這會讓我更加高興。」可以看出一個科學家以人為本的襟懷，念茲在茲地想為人類福祉盡一份心力的精神，或許這才是科學研究的精髓。

● 死不逢時

如果細胞死亡這檔子事出了問題，即便只是一個細胞的生死小事，也會造成個體的危機。該死的細胞沒死，最為人所知的例子就是癌症的發生。當一個細胞的遺傳物質受到嚴重的損害且無法進行修復時，正常情況下這個細胞會進行細胞死亡，避免不正常的細胞在個體內繼續地繁衍；然而若是該細胞沒有進行細胞死亡，再加上遺傳物質受到損害的結果讓調控細胞增生的基因失去控制，則此時不正常的細胞便會大量增生，形成癌症。此外自體免疫功能失調，如紅斑性狼瘡，也是因為分化不完全的免疫細胞沒有照計畫進行細胞死亡，才會失控地攻擊體內的細胞。

當不該死的細胞進行了細胞死亡，如果又很不巧的是腦部的神經細胞，便導致了阿茲海默症，也就是讓前美國總統雷根認不出他的愛妻南西的罪魁禍首──老年癡呆症；而愛滋病也是因為免疫細胞進行了不該進行的細胞死亡，而使人體失去了保護自己的屏障。以上種種駭人聽聞的疾病，皆是因為細胞死亡這條路徑發生了問題，而知識就是力量，我們對細胞死亡機制越多瞭解，治療這類的疾病勝算就越大；目前已有很多對於癌症的治療，諸如引發細胞的「自殺反應」等等，便是應用細胞死亡機制的研究，日後更大的挑戰則是只挑起癌症細胞的死亡訊息，使副作用降到最低。

● 結語

　　結合了布瑞納的遠見、蘇斯頓的耐心與敏銳的觀察力以及霍維茲的智慧，使得這隻肉眼勉強可見的小蟲（線蟲），有機會讓人們對於細胞死亡的瞭解獲得大躍進，以黑馬之姿一舉拿下2002年諾貝爾生物醫學獎。然而目前對於細胞結束自己生命的過程，其實大部分仍有待我們去探索。最近霍維茲與漢格特納的團隊都發現，鄰近細胞對於正在進行計畫性死亡細胞的吞噬作用，會促進該細胞的死亡，如果吞噬作用沒有發生，在一些環境下細胞竟會死而復活；此外，「細胞死亡中心程式」的上游及下游的分子都仍不明朗，因此還有很多問題等著我們去找出解答。這榮耀的諾貝爾桂冠，給了對於細胞死亡及線蟲研究的研究者相當大的鼓舞及振奮，同時也是殷切的期許。

黃才芳：就讀台灣大學動物所
吳益群：任教台灣大學動物系

細胞凋零話從頭

文｜李奇璋

「未知生，焉知死」，
生命科學中，科學家們皓首窮經的不外乎這兩大範疇。
但在發育生物學的領域上，
看似不起眼的小蟲卻告訴了我們「未嘗死，焉得生」的道理。

2002年的諾貝爾生理醫學獎頒給了美國柏克萊分子科學研究所的布瑞納，美國麻省理工學院的霍維茲和英國桑格中心的蘇斯頓。因為他們的先驅工作，將原居住於土壤中的線蟲（圖一）建立成實驗中易於操作的模式物種，使得生命科學界有了極佳的實驗材料；並以此為基礎，進一步闡明了個體器官發生的調控機制，以及發現了計畫性細胞死亡（programmed cell death，亦稱作細胞凋亡apoptosis）。這些發現不僅開拓了生物學上的新視野，且對於目前醫學界瞭解人體細胞對抗癌症反應及神經退化疾病等機制，有著深遠的影響。

● 科學奇才 屢創新猷

布瑞納出生於1927年的南非約翰尼斯堡，父母親是窮困的猶太移民；自小便展現過人天資，在十四歲時即獲獎學金進入當地的威特沃特斯蘭大學醫學院。在醫學院的學業中，他特別喜歡組織學並熱衷於細胞遺傳

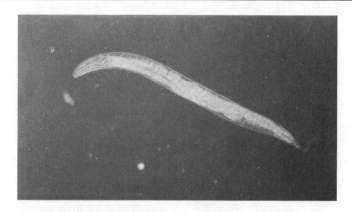

圖一　線蟲（*C. elegans*）100X。（吳益群提供）

學的研究——他決定了鼩鼱（一種似鼠的小動物）的染色體數。在修畢六年學業後，他因年方二十歲，未滿南非法定執業年齡而多留了一年；趁此閒暇，他研讀了當時許多有關噬菌體的科學論文，並深深被這新領域（分子生物學）所吸引，他覺得這比行醫有趣多了。因此他前往英國牛津大學深造，於1954年獲得生化博士學位。

幾年之後他加入了劍橋大學的分子生物實驗室，並長期在那裡工作。當中亦有一段插曲：由於建築空間不足，布瑞納須與克里克（DNA雙螺旋結構發現人之一）共用一間辦公室，這意外的暫時安排，反而使兩個偉大心靈有了密切討論及合作的機會，這些激盪出來的火花，使得科學界受惠至今。1961年，他與賈柯（Francis Jacob）及梅瑟森（Matthew Meselson）一同發現了mRNA，同年再與克里克闡明了遺傳密碼三字碼（coden triplet）的特性。因為這些發現，1971年布瑞納獲頒拉斯克基礎醫學研究獎（Lasker Award），此獎素有諾貝爾獎先聲之美譽，然而布瑞

納卻成為70年代諾貝爾獎的遺珠之憾。

　　身為分子生物學的創建者，值此黃金年代，布瑞納與克里克卻已開始思考，如何把分子生物學帶到生物學其他領域。1963年在他給培魯茲（Max Perutz，當時實驗室主持人，1963年諾貝爾化學獎得主）的信中，布瑞納寫道：「如今形勢已然非常明白，大抵分子生物學上經典的問題若非已被解開，也即將在未來十年解開⋯⋯有鑑於此，我深感到分子生物學的未來在於延伸至其他生物相關領域，特別是胚胎發育及神經系統的研究。⋯⋯我想『馴化』一種小型中生動物，以直接用以研究胚胎發育。」布瑞納開始自修動物學，最初他提出另一種線蟲 C. briggsae 作為模式物種。經過一番抉擇，最後布瑞納選擇了牠的近親 Caenorhabditis elegans。

　　C. elegans 有著怎樣的好處呢？牠原本生存於土壤中，為一非寄生性之線蟲，構造簡單、容易培養、生命週期短，可以像微生物般操作，亦可冷凍貯存，且通體透明，便於解剖與觀察。布瑞納更利用了EMS（ethyl methane sulphonate）這種化學致變劑，誘發線蟲基因產生突變；藉由分析這些基因突變株，便能瞭解遭受破壞的基因在胚胎發育中所擔任的功能。1967年，他終於成功得到第一個線蟲突變株。經過十年的努力，1974年布瑞納發表了第一篇有關線蟲遺傳學操作原理的論文，裡頭詳述他分離出約三百種的線蟲突變株，並分析了這些突變株的表現型。這篇鉅著，揭示了線蟲遺傳學時代的來臨。

● 詳細建立細胞淵源

　　蘇斯頓之前學的是有機化學，加入布瑞納的小組後從事的是更富野心、難度也更高的工作——著手將線蟲胚胎發生的細胞淵源（cell lineage）調查清楚。早在本世紀初，就有人做過線蟲胚胎發育的

觀察，但在干涉差對比顯微鏡（differential interference contrast microscopy，簡稱DIC）問世前，一旦發育至細胞數目超過一百個後，胚胎便複雜至難以一一觀察細胞分裂及追蹤細胞遷移等情形。

　　蘇斯頓最早是獨立進行這項艱苦的工作。1976年，他發表論文初步報導了線蟲神經系統內部分細胞淵源，其中指出線蟲個體發育的細胞淵源固定不變，亦即每隻線蟲都遵循相同的細胞分裂及分化程式而發育。到後期，開始有了其他成員的協助（主要是霍維茲）。至1983年，全部線蟲細胞淵源終於被完整建立。*C. elegans*的成蟲身體總共只有959個細胞（相較之下，果蠅有10^6個細胞，人類大約有10^{12}個細胞），其中302個屬於神經系統。此項工作樹立了生物學上另一個里程碑——這是第一個多細胞生物個體發育及細胞命運被描述的如此清楚（圖二）。

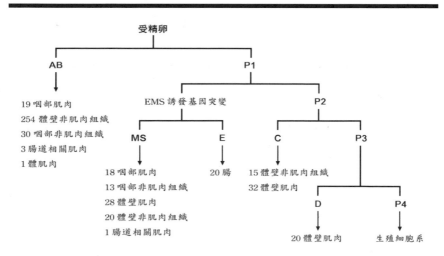

圖二　蘇斯頓細胞淵源的建立樹立了生物學上的另一個里程碑，這是第一個多細胞生物的個體發育及細胞命運被描述地如此清楚。（各個組織前數字代表發育完成的細胞數）

　　他發現，有些特定細胞在胚胎發育至特定階段就一定會死亡（總計有131個細胞，各在不同的時期歷經計畫性自殺），彷彿生來就是為了死去，這是一種非常特殊難解的現象。他詳述了在活體生物中細胞死亡的過程；他們也利用遺傳方法找到參與細胞凋亡的基因 *nuc-1*，其表現為一DNA分解酶，負責降解死亡細胞中的DNA。但這還不是導致細胞凋亡的真正主角。

● 率先鑑定出調控細胞凋亡的基因

　　1978年，霍維茲從劍橋回到麻省理工學院開始建立自己的實驗室，主要方向即以線蟲為素材，來研究發育生物學和神經生物學。其中一個重要課題即是細胞凋亡的分子機制，他用遺傳突變的方法找到關鍵性調節細胞凋亡的基因。*ced-3*（cell death）為主要的「死亡基因」，而 *ced-4* 是居於上游調控 *ced-3* 的角色；若將 *ced-3* 或 *ced-4* 任一基因破壞，即無法

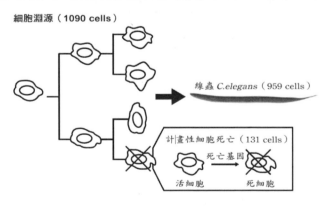

圖三　計畫性細胞死亡的示意圖。

引發任何的計畫性細胞死亡。這些基因被選殖出來後分析發現 *ced-3* 所表現的是一種胱胺酸蛋白酶（caspase，cysteine aspartate protease）會促進細胞自殺，而 *ced-4* 基因產物似人類 Apaf1 蛋白，其功能為促進胱胺酸蛋白酶活化，進而使細胞自殺；而另一種基因 *ced-9* 卻能抑制 *ced-4* 的活性，以達到防止細胞自殺的目的（圖三）。

霍維茲實驗室發表的結果引發其他實驗室的興趣；隨即有實驗室報導出哺乳動物細胞中亦有相對應的蛋白，而基本調控機制都是相同的。此後對於細胞凋亡機制上在哺乳動物細胞報導越來越多，如今細胞凋亡已成為一門顯學；現在已知在神經退化疾病及腦溢血的病患，因其細胞凋亡機制過度活化而造成組織細胞的死亡，而癌細胞不當增生是細胞本身計畫性死亡機制衰落所造成。若能瞭解這些機制，即可能掌握這些疾病的療法。

自1978年以來，霍維茲實驗室培養出許多優秀的科學家，其高足遍布世界各地，如台灣大學動物系吳益群教授即師承霍維茲，研究課題關於細胞自殺後，旁邊的細胞如何「毀屍滅跡」，此與個體如何正常發育有著密切的相關性。而除了細胞凋亡的機制外，霍維茲實驗室另外開創的方向，對微小RNA（micro RNA）及參與基因調控的探討、嗅覺機制的初期研究等，都極具重要性。

蘇斯頓結束細胞淵源的分析工作後，幾年之後出掌桑格中心，與華盛頓大學合作，以八年時間將 *C. elegans* 的基因體序列完整解讀出來——線蟲再度寫下歷史，成為第一個基因體序列被完整定序的多細胞生物。為表彰他對生命科學的卓越貢獻，2001年英國女皇冊封蘇斯頓為騎士（knighthood）。

布瑞納雖已年過七旬，仍活躍於科學界中。由80年代起，他開始倡

議人類基因體計畫；在轉到美國柏克萊創立分子科學研究所後，他的新寵是河豚（*Fugu rubripes*）；其基因體大小為 4×10^8 鹼基對，僅為人類基因體的八分之一，且幾乎都為表現蛋白區域，而不像人類基因體僅有3%區域為活化區域。

目前河豚基因體定序工作正在進行之中，布瑞納相信，藉由脊椎動物間的高度保留性，若清楚解讀出複雜度遠低於人類的河豚基因體，則有助於我們對於人類基因組更多的瞭解。

◉ 結語

通常共享同一獎項的諾貝爾獎得主間，彼此關係如此密切的實屬罕見。雖然三人性格不同，研究哲學也迥異，但他們都熱愛科學，而且情誼介於師友之間而又相互尊重。相較於其他領域，線蟲科學家間互動更好，更願意幫助同僚。開創者們的風格影響了整個領域，讓後人能專心的鑽研科學，更能從中得到樂趣；也使這個領域能健康快速地發展。

以模式物種回答生物學的基礎問題已是生命科學界中的重要課題。繼之以1995年醫學獎（果蠅發育之胚胎體節調控）及2001年生理醫學獎（以酵母菌研究細胞分裂機制）；2002年線蟲則以細胞凋亡，贏得諾貝爾獎的殊榮。而布瑞納三人及其他奠基者打下的這些硬底子工夫，在在都使 *C. elegans* 成為一個日益蓬勃且更易著手的生命科學領域。

直至今日，許多生物學上的重要課題：例如老化研究及近年相當炙手可熱的RNA干擾（RNA interference）等領域，都是由這些身長僅1公釐的小小蟲一馬當先。以 *C. elegans* 為素材的跨領域研究如細胞生物學、神經生物學、基因體學及蛋白體學等方面，更是如火如荼地發展中。值此後基因體時代，且讓我們拭目以待，這些小蟲還能帶給我們什麼樣的

驚人的生物學來！

參考資料

1. http://www.nobel.se/medicine/laureates/2002/index.html
2. http://www.laskerfoundation.org/awards/library/2000special.shtml
3. http://www.ihns.ac.cn/members/raoyi/ryp2.htm
4. http://210.60.107.3/science/content/1985/00030183/0006.htm
5. Brenner, S（. 2001）, My life in science. *Science Archive Limited,* London.
6. Brenner, S（. 1974）, The genetics of *Caenorhabditis elegans. Genetics 77:71-94.*
7. Sulston, J. E.（1976）, Postembryonic development in the ventral cord of *Caenorhabditis elegans. Philos Trans R. Soc. Lond B. Biol. Sci.* 275（938）:287-97.

李奇璋：就讀陽明大學微免所

打開細胞分化的大門

文 | 奇云

發現調節器官發育和計畫性細胞死亡過程中的關鍵基因和機制，
可望對研究治療癌症、愛滋病和中風等疾病有著重大作用。

在瑞典當地時間10月7日，2002年諾貝爾生醫獎即將宣布。一大早，
天公不作美，整個斯德哥爾摩市籠罩在濛濛雨霧中。在卡羅林斯卡醫學
院的諾貝爾廣場，諾貝爾的塑像靜默地注視著從四面八方不斷趕來的聽
眾。在廣場一側的瓦倫堡大廳，能夠容納兩百多人的會議室座無虛席。
卡羅林斯卡醫學院是瑞典及歐洲著名的醫學研究與治療機構。諾貝爾生
前曾在這裡聽過很多精彩的學術報告，因此選拔生醫獎獲獎者的權力就
交給了這家機構。11點半，卡羅林斯卡醫學院諾貝爾評獎委員會的常
務秘書漢斯·喬納瓦爾和五位評委步入會場。喬納瓦爾莊嚴宣布：將
2002年諾貝爾生理學或醫學獎授予英國科學家布瑞納、蘇斯頓和美國科
學家霍維茲，以表彰他們發現了在調節器官發育和「計畫性細胞死亡」
（programmed cell death，簡稱PCD）過程中的關鍵基因和機制。隨後，
在場的醫學專家用通俗易懂的語言，介紹了他們的研究背景知識。醫學
專家指出，三名科學家的發現對於研究治療癌症、愛滋病和中風等疾病
有著重大作用。生醫獎是卡羅林斯醫學院宣布的第一個獎項。在獲得這
一崇高榮譽的同時，他們將分享總值1000萬瑞典克朗（約107萬美元）

的諾貝爾獎金。

○ 三位獲獎科學家和他們的貢獻

（一）布瑞納簡介

　　布瑞納1927年1月13日生於南非，1951年在南非威特沃特斯蘭大學完成了他的碩士學業，1954年取得英國牛津大學化學博士學位，三年後，加盟劍橋大學的分子生物實驗室，並從1979年起擔任該實驗室主管一直到1986年，正是在這裡，他發現了線蟲在科學實驗上的巨大功用。1992年，布瑞納從該實驗室退休，但於1996年復出，在美國加州創立並主管分子科學研究所。2001年，他再度退休，任職於美國柏克萊分子科學研究所。他選擇以線蟲作為新穎的實驗生物模型，這種獨特的方法使得基因分析能與細胞的分裂、分化以及器官的發育聯繫起來，並且能透過顯微鏡追蹤這一系列過程。他在英國劍橋完成的這些發現，為他獲得2002年諾貝爾獎奠定了基礎。

　　布瑞納自稱「喜歡旅遊、美酒和在科學界興風作浪」，2001年接受採訪時曾說：「我不想退休去過打高爾夫球消磨時間的日子，科學是我的嗜好、工作和快樂所在。」布瑞納這次憑線蟲細胞基因研究而獲獎，但科學界一些專家認為，其實他早在四十年前就有資格憑有關RNA的理論而獲獎，這實在是遲來的殊榮。一位專家不解地說：「他是克里克（1952年生醫獎得主）那一代的人！我們都一直奇怪，既然克里克可以憑著提出DNA的雙螺旋結構而獲獎，為什麼諾貝爾委員會一直會漏掉布瑞納？」布瑞納當年提出遺傳密碼的傳遞有三部曲，即是從DNA到RNA，然後再從RNA到蛋白質。他的這一理論，已被奉為分子生物學的基本「教義」。

在RNA之後，布瑞納轉而研究神經系統中細胞與細胞之間的聯繫。他花了十多年時間，逐一追蹤線蟲的細胞，從一個細胞到九百多個。後人根據他開拓的線蟲模型，最後得出整個細胞死亡理論。

（二）霍維茲簡介

霍維茲1947年5月8日生於美國芝加哥，先後於1972年和1974年取得哈佛大學生物學碩士和博士學位。1978年，霍維茲進入麻省理工學院生物系，並於2000年獲得「戴維・科奇生物學教授」的榮譽。他還是哈佛大學休斯醫學院研究員，並於2001年被任命為麥高文研究中心的研究員。霍維茲是美國國家科學院成員，是蓋納德獎的獲得者。

霍維茲的貢獻在於發現線蟲中控制細胞死亡的關鍵基因，並描繪出這些基因的特徵。他揭示了這些基因怎樣在細胞死亡過程中相互作用，並且證實了人體內也存在相應的基因。這項成果獲獎早在科學家們的預料之中。在這項名為「計畫性細胞死亡」成果的研究過程中，有數位中國學者參與。從80年代起，一些優秀的中國學生進入了霍維茲的實驗室，與他共同研究此次獲得諾獎的「計畫性細胞死亡」。10月7日，霍維茲在麻省理工學院為他舉行的新聞發布會上講述了自己的科研經歷。他說：「非常高興與兩位英國科學家分享2002年的諾貝爾生醫獎。我最大的心願是讓自己的科研成果有朝一日幫助人們開發出治療疾病的新方法。」霍維茲得知自己獲獎時正在度假。在談到自己的感受時，他表示：「這太令人高興了，我一會兒在午餐前乾一杯香檳。我發現，再也沒有比得知自己的發現被應用到治療人類疾病上更讓我高興的事了。」

（三）蘇斯頓簡介

　　蘇斯頓1942年3月27日生於英國，1963年獲英國劍橋大學學士學位，1966年獲劍橋大學博士學位，1966到1969年間在美國聖地牙哥「沙克生物研究中心」做博士後，1969年到著名的英國劍橋大學分子生物學實驗室（MRC）從事研究，1986年入選英國皇家學會，1992年劍橋大學建立了新的桑格中心，他被任命為中心主任。1998年，蘇斯頓排列出線蟲的基因序列圖譜，得出科學界首份動物基因圖譜。在1992~2000年間，蘇斯頓在英國劍橋大學領導專家小組，參與國際科學家解讀人類基因圖譜計畫，被視為人類基因圖譜始祖。此後，蘇斯頓辭去中心主任的職務。2001年他被英國女王冊封騎士榮銜。簡單說，他從70年代即開始致力於「計畫性細胞死亡」的系列研究，並逐漸成為這個領域的領軍人物。

　　蘇斯頓的貢獻在於找到了可以對細胞每一個分裂和分化過程進行跟蹤的細胞圖譜。他指出，細胞分化時會經歷一種「計畫性細胞死亡」的過程，他還確認了在「計畫性細胞死亡」過程中控制基因的最初變化情況。事實上，早在瑞典方面宣布諾貝爾生醫獎花落誰家之前，科學界和許多媒體便預測，專注於基因組研究的科學家最有實力問鼎生醫獎。蘇斯頓榮獲本屆諾貝爾生醫獎同樣不令人意外，因為他有「基因圖譜之父」的美譽。在得知自己獲獎後，蘇斯頓既吃驚又高興，他同時強調了布瑞納和霍維茲的工作的重要性。

○ 為細胞生死設定程式

　　卡羅林斯卡醫學院諾貝爾評獎委員會在發表的新聞公報中說明，計畫性細胞死亡是細胞一種生理性、主動性的「自覺自殺行為」。這些細胞死得有規律，似乎是按照計畫進行，猶如秋天片片樹葉的凋落，所以這

種細胞死亡又稱為「細胞凋亡」。細胞凋亡的過程相當戲劇化，第一步，細胞收縮；然後，多處細胞外膜突出；不久，細胞染色體的DNA片片碎開；最後，細胞爆裂，其碎片迅速被鄰近細胞吞沒。細胞身後無痕，恰如鏡花水月、一枕黃粱。

計畫性細胞死亡在生物發育和維持正常生理活動過程中佔一席之地。細胞的誕生固然重要，但細胞的死亡也同樣重要。我們每個人都是由受精卵發育而成的。受精卵分裂逐步形成大量功能不同的細胞，發育成大腦、軀幹、四肢等。在發育過程中，細胞不但要恰當地誕生，而且也要恰當地死亡。例如，人在胚胎階段是有尾巴的，正因為組成尾巴的細胞恰當地死亡，才使我們在出生後沒有尾巴。如果這些尾巴細胞沒有恰當地死亡，就會出現有尾巴的新生兒。

從胚胎、新生兒、嬰兒、兒童到青少年，在這一系列人體發育成熟之前的階段，總體來說細胞誕生的多、死亡的少，身體才能發育。發育成熟後，人體內細胞的誕生和死亡處於一個動態平衡階段，一個成年人體內每天都有上萬億細胞誕生，同時又有上萬億細胞「計畫性死亡」。兩者處於一種動態平衡中，使人體器官維持合適的細胞數量得以正常運作的，正是「計畫性細胞死亡」機制。

在這一機制中，負責監督分裂複製出來的新誕生細胞是否健康，是細胞核內的「蛋白質糾察隊」。它們會定時對複製細胞進行「質量檢查」，如果沒有發現問題，便會向一些指定的基因發出信號，讓這些基因指示有關細胞繼續複製；一旦發現問題，比如細胞中的DNA損壞，它們便會向這些所謂的「死亡基因」通風報信，由「死亡基因」指示這些有問題的細胞「自殺」。

如果調節細胞「自殺」的基因出了問題，讓該死亡的細胞沒有死亡，

反而繼續分裂繁殖，便會導致有問題或惡性細胞不受控制地增長，即為癌細胞。反之，假若它錯向不該死的細胞發出「自殺令」，不讓之分裂繁殖，也會使那類細胞過量死亡，從而破壞人體的組織或免疫系統，比如受到愛滋病毒的攻擊；不該死的淋巴細胞大批死亡，就會破壞人體的免疫能力，導致愛滋病發作。

2002年諾貝爾生醫獎的三位獲獎者，在器官發育和細胞計畫性死亡的基因調節上做出了基礎性發現。對線蟲的研究使他們發現了能調節器官發育和細胞計畫性凋亡的關鍵性基因，並證明這種基因也存在於高級生物體，包括人體內，這打開了探究人體細胞分化和演變的大門。其中研究得比較深入的基因是*ced-9*、*ced-3*和*ced-4*。

*ced-3*和*ced-4*促進細胞凋亡，*ced-9*則抑制細胞凋亡。*ced-9*與人類的*bcl-2*基因有同源性。這說明凋亡相關基因在演化上相當保守，因此可以從線蟲凋亡機制中認識人類細胞凋亡機制。

早在60年代初期，布瑞納就開始探索「計畫性細胞死亡」的奧祕。要揭開這一奧祕，需要選擇合適的研究物件，像細菌這樣的單細胞生物太簡單，而像哺乳動物這樣由大量細胞組成的生物又太複雜，布瑞納創造性地把線蟲作為實驗模型。線蟲長僅1公釐，細胞數量不多，功能也不複雜，而且牠的身體透明，便於用顯微鏡觀測。這一選擇使得基因分析能夠和細胞的分裂、分化以及器官的發育聯繫起來，並且能通過顯微鏡追蹤這一系列過程，這是其他相關發明的基礎。如果沒有布瑞納的貢獻，蘇斯頓和霍維茲的研究將無從談起。

蘇斯頓的貢獻是繪製出了細胞淵源，每個細胞分化演變都可以在線蟲組織中發現。他證明特定細胞的程式化死亡是器官正常演變的一部分，描述了線蟲組織在發展過程中細胞分裂和分化的具體情況，他還確認了

在細胞死亡過程中，發揮控制作用的基因最初的變化情況。霍維茲則發現了控制線蟲細胞死亡的關鍵基因，並描繪出這些基因的特徵。他揭示了這些基因怎樣在細胞死亡過程中相互作用，並且證實了相應的基因也存在於人體。

這三位獲獎者的成果，為其他科學家研究「計畫性細胞死亡」提供了重要基礎，有助於研究許多疾病的發病機理和治療方法。比如它使人們對於病菌入侵人體、引起疾病的機理有了新認識。在對愛滋病、神經性

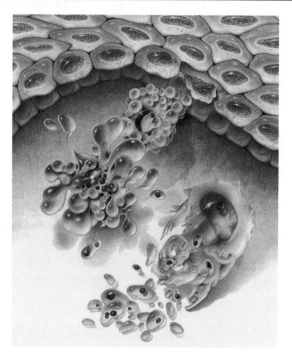

細胞凋亡示意圖。（作者提供）

疾病、心臟病的研究中，科學家發現了由於過多細胞死亡而導致的細胞喪失現象；而其他自體免疫性疾病和癌症等，則是因細胞不能正常死亡所致。後來，科學家又在這一領域取得一系列新成績。科學家們發現，控制「計畫性細胞死亡」的基因有兩類，一類是抑制細胞死亡，另一類是啟動或促進細胞死亡。兩類基因相互作用控制細胞正常死亡。如果能發現所有的調控基因，分析其功能，研究出能發揮或抑制這些基因功能的藥物，那麼就可加速癌細胞自殺，達到治療癌症的目的；或是提高免疫細胞的生命力，達到抵禦愛滋病的目的。

不久前，一些先進國家的科學家已開始利用「計畫性細胞死亡」的機制，研究可以治療多種疾病的新方法，一些醫藥生物科技公司已開始在進行這方面的臨床實驗。在不久的將來，由2002年這三位諾貝爾生醫獎得主開創的「計畫性細胞死亡」機制研究，將可能在人類戰勝疾病中，發揮重大作用。

⊙ 計畫性細胞死亡

「計畫性細胞死亡」與一般的細胞死亡（necrosis，即壞死或意外死亡）有很大的不同。嚴格來說，計畫性細胞死亡與細胞凋亡還是有區別的。高等真核生物的大多數細胞，在喪失生理功能或嚴重受損時，啟動固有的細胞自殺程式而自滅，這一過程稱為計畫性細胞死亡。細胞凋亡這個詞指細胞計畫性死亡所表現的生化和形態變化，其中包括細胞收縮、膜泡化、染色質濃縮和降解成小片段。細胞凋亡中的細胞經常降解成為膜包裹的凋亡體，被巨噬細胞或鄰近的細胞吞噬或消化，但不發生炎症反應。

計畫性細胞死亡是個功能性概念，描述在一個多細胞生物體中某些

細胞死亡，是個體發育中的一個預定並受到嚴格程式控制的正常組成部分。例如蝌蚪變成青蛙，其變態過程中尾部的消失伴隨大量細胞死亡，高等哺乳類動物指間蹼的消失、顎融合、視網膜發育及免疫系統的正常發育，都必須有細胞死亡的參與。這些在發育過程中出現的細胞死亡有一個共同特徵，即：分散的、逐個地從正常組織中死亡和消失，生物體無炎症反應，而且對整個生物體的發育是有利和必須的。因此我們認為，動物發育過程中存在的計畫性細胞死亡是一個發育學概念，而細胞凋亡則是形態學的概念，描述一件有著一整套形態學特徵、與壞死完全不同的細胞死亡形式。但是一般認為細胞凋亡和計畫性細胞死亡兩個概念可以交互使用，具有同等意義。

雖然計畫性細胞死亡（或說細胞凋亡）與細胞死亡的最終結果極為相似，但過程與表現卻有極大差別。細胞死亡是一種意外性、被動性死亡，是細胞受到強烈理化或生物因素作用引起細胞無序變化的死亡過程，表現為細胞脹大、胞膜破裂、細胞內容物外溢、核變化較慢、DNA降解不充分，引起局部嚴重的炎症反應。「凋亡」是細胞對環境的生理性或病理性刺激信號，環境條件的變化或緩和性損傷產生的應答有序變化的死亡過程，是由基因控制的自殺程式引起的主動性死亡。其細胞及組織的變化與壞死有明顯不同。凋亡的細胞很講衛生，它們在瀕臨死亡時，會將它們的遺骸小心地包起來，不洩漏出去，影響其他正常的細胞。相反地，壞死細胞則什麼都管不了，細胞碎片會引起周圍的細胞發生炎症反應。如果凋亡的細胞不進行清理反應，也會歷經第二次的壞死。

在細胞凋亡與病毒性疾病關係的研究中，研究者發現，當病毒進入細胞後，會極力阻止細胞合成自身蛋白而專為病毒增殖。這過程可使多種細胞自殺死亡。細胞一旦死亡，病毒就失去了居所。因此有些病毒經

過進化,產生了阻止受染細胞死亡的方法。

　　癌症是一種細胞增殖過度而凋亡不足的疾病。正常情況下,突變細胞常主動性自殺,倘若突變細胞幸而不死,就會進一步突變,成為能無限增殖和轉移的細胞,產生原發性腫瘤或轉移性腫瘤。有很多中樞控制者影響著細胞作出凋亡與否的決定,其中最有名的是 *p53* 腫瘤抑制基因。它透過蛋白質發揮作用,成為生與死的裁判和主管細胞健康安寧的高度警惕衛士。它在細胞機制受損或者在細胞開始胡作非為時敲響喪鐘。

　　研究者發現,細胞一般依靠 p53 蛋白質幫助感知 DNA 損害。與其他腫瘤抑制蛋白一樣,p53 蛋白阻止細胞增殖,為修復機制贏得搜索和修復受損鹼基序列的時間。一旦消除了損害,p53 就功成而退,使細胞繼續生長。這種反應背後的邏輯很簡單:暫停使細胞不能進入需要複製 DNA 的生長階段,只有當成功修復 DNA 的損害後,p53 蛋白才會頒發進入 DNA 複製階段的許可證,保證複製(DNA 聚合)不至於粗心大意地複製受損的 DNA,使得突變代代相傳,產生存在同樣缺陷的後代細胞。

　　如果 DNA 大面積受損,則會有截然不同的反應。與前面一樣,細胞中的 p53 蛋白達到了很高濃度。細胞再次被迫停下生長腳步。但是這一次,細胞的損害評估機制將衡量遺傳受損範圍,以決定是否啟動另一反應:啟動凋亡程式。結果迅捷而明確:細胞約在一小時內死亡,同時死去的是它新近遭受重創的基因。不錯,細胞凋亡作出的犧牲顯著浪費了生化資源,可是從長遠角度考慮,比起在組織中出現某個突變、高度癌變的細胞,這種選擇是非常合算的。

　　現在我們知道的抗癌療法通常走的是另一條路,即劑量足以殺死癌細胞的化療和 X 射線,實際上並沒有給癌細胞的基因組造成大範圍損害。相反地,這些治療方法造成的破壞,剛好夠啟動 *p53* 及細胞計畫性死亡。

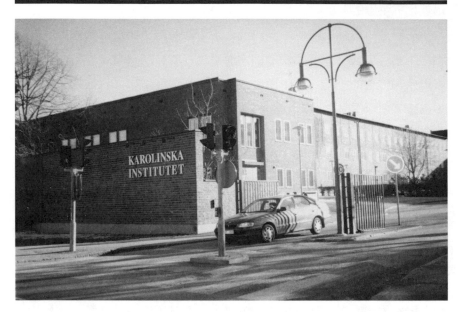

生醫獎遴選機構卡羅林斯卡醫學院外觀。（科工館授權）

因此治療癌症不是擊殺癌細胞，而是扭曲癌細胞的控制機制，將它們推過正常生長和細胞凋亡的分界線。

● 結語

目前，研究人員正試圖採用基因療法防止癌細胞對凋亡的抵抗。抗原受體的分子識別和細胞凋亡資訊傳遞過程的研究，是當代免疫學研究的前沿領域。在臨床醫學方面與腫瘤、病毒性疾病等密切相關。諾貝爾獎委員會把2002年的生醫獎，頒給在這一領域作出傑出貢獻的科學家，必將進一步推動這研究的深入發展，其成果必將造福於人類。

奇云：安徽省淮南職業醫學專科學校

核磁造影之今昔

文｜李俊信

2003年諾貝爾生醫獎於10月6日宣布，
由美國伊利諾大學勞特柏教授
以及英國諾丁罕大學曼斯斐德教授兩位學者獲獎，
表彰其共同致力於研發磁振造影的成就。

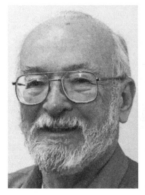

勞特柏
Paul C. Lauterbur
美國
伊利諾大學

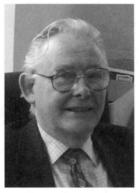

曼斯斐德
Sir Peter Mansfield
英國
諾丁罕大學

2003年諾貝爾生醫獎於10月6日由瑞典卡羅林斯卡研究院諾貝爾提名委員會宣布，由美國伊利諾大學勞特柏教授及英國諾丁罕大學曼斯斐德教授二位學者獲獎，因其共同致力於研發磁振造影（magnetic resonance imagin，簡稱MRI）的成就。消息一傳出，醫學界均一致認為實至名歸，且是等待多年，終於獲獎。

● NMR緣起

其實，核磁共振（nuclear magnetic resonance，簡稱NMR）的理論已經早在1946年由二位美國學者布洛赫（Felix Bloch）及薄賽爾（Edward Mills Purcell）分別提出，並因此於1952年獲得諾貝爾物理獎。在他們所發現的現象中，原子核因帶有正電且擁有自旋量子數，因而產生角動量與磁矩。在一般的狀態下，原子核的磁矩本身並不特別具方向性。但若在原子核外加一強大磁場，原子核會立即朝此一磁場的平行或反平行方向產生磁矩，而此正、反方向磁矩經相互抵銷後產生淨磁矩。同時，此原子核與磁場交互作用後會產生旋轉，且此旋轉的頻率與外加磁場強度有關。原子能階因吸收相同頻率（或稱共振頻率）的電磁波能量而升高，但也會釋出此原來吸收的能量，使此能階恢復到原來狀態。根據此一理論，不同原子核與吸收、釋放的電磁波頻率也不同，甚至同一原子核也會因位於分子中的位置、周遭環境不同，頻率也會有些許的差異。

故自1960年代起，利用核磁共振頻譜儀（NMR spectroscopy）已成為研究有機化學與瞭解鍵結之間關係的重要工具。此頻譜儀經由美國厄恩斯特（Richard R. Ernst）教授加以改良，以瞬時脈衝式電磁波取代連續掃瞄之電磁波的方式，發展出傅立葉核磁共振頻譜儀（Fourier NMR Spectroscopy），此舉大力提升了核磁共振頻譜儀的解析度，使得研究分

子結構、化學鍵結間的三度空間關係，有了相當大的方便性與突破；厄恩斯特教授也因此於1991年獲得諾貝爾化學獎。而此頻譜儀研究更於2002年，再次促成將諾貝爾化學獎榮頒瑞士伍斯瑞許（Kurt Wuthrich）教授，表彰他利用核磁共振頻譜儀，進入更複雜的鑑定生物巨分子領域，特別是蛋白質結構上的貢獻。核磁共振理論對於過去半世紀來化學領域發展的貢獻由此可見一斑。然而，過去核磁共振頻譜畢竟仍處於研究原子在複雜分子間的狀態與關係，許多重要的數據均賴複雜的頻譜分析與計算來完成，若非受過專業的學習與訓練，決不是一般人所能瞭解，所以其貢獻僅能止於一般深奧的科學研究，在醫學上的利用實在是少之又少。

○ NMR 到 MRI

此一核磁共振頻譜儀的更進一步發展，卻在1970年代同時發生了劃時代的影響。1969年，勞特柏教授初任美國紐約大學石溪分校化學系助理教授，當時因為年輕、資歷淺且研究經費有限，無法自己擁有一部核磁共振頻譜儀，後來幸得系上資深教授贈予一部較老舊的頻譜儀以供研究。勞特柏教授的研究，卻常受頻譜儀的外加磁場均勻度不高所困擾。此外加磁場的均勻度非常重要，也是決定頻譜解析度與研究頻譜波峰間細微變化的重要依據。勞特柏教授為解決此一困擾許久的問題，決定自行設計一反梯度磁場，來抵銷頻譜儀內的磁場不均勻。在這過程中，他發現若在頻譜儀中再加入一梯度磁場，便可以觀察三度空間的原子於分子內的排列情形，換句話說，就是能利用磁場梯度的差異，觀察從分子內原子吸收與釋放電磁波頻率的些微差異，進而瞭解原子於分子內的位置與其周遭環境，更能明白彼此原子鍵結間排列差異的情形。最重要的

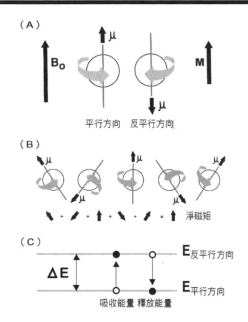

圖一 原子核帶有正電且擁有自旋量子數，因而產生角動量與磁矩。（A）原子核的磁矩朝磁場的平行或反平行方向；（B）正反方向磁矩經相互抵銷後，產生淨磁矩；（C）原子能階因吸收共振頻率電磁波而使能量升高，也會釋出此能量，使能階恢復到原來狀態。

是，此方法也同時能將該原子（如氫）於分子或組織內（特別是水分子）的電磁波頻率以位置加註（或位置信號強度影像）的方式表示出來。

他認為此一發現非同小可，因為這是第一次有能力將分子或組織內原子位置的排列情形以影像重建的方式呈現出來，稱為共軛攝影法，並將此發現投稿至舉世聞名的英國《自然》期刊。有趣的是，當時也許人微言輕，此發現並不受青睞而慘遭退稿，理由竟是該發現不具科學價值。當然，兩年後（1973年）此一重大發現終於獲得該期刊接受刊載。

至於曼斯斐德教授是位英國物理學家，他則是在看到勞特柏教授發

表的論文後，認為此共軛攝影方法仍有進一步改進的空間，甚至將整個磁場梯度的觀念加以發揮與應用，除引入脈衝序列（pulse sequence）的觀念，並推導出整個分析影像信號的數學基礎，同時也大大縮短了影像攝取的步驟與時間。由於他的理論基礎，使得此核磁共振影像可以進入臨床實際應用的階段。

　　脈衝序列的設計在磁振造影上是一非常重要的觀念，可以說是磁場

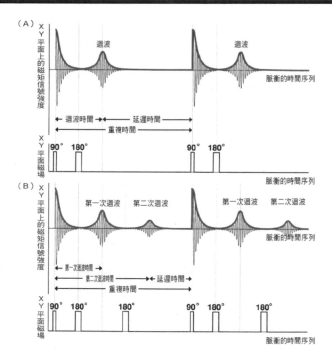

圖二　脈衝序列圖。它是磁場梯度、電磁波頻率、訊號獲取時間的變化，以及三者之間的間隔變化之組合的統稱。角度指共振電磁波偏打磁矩之脈衝角度。（A）為單一自旋回響；（B）為二次自旋回響。

梯度、電磁波頻率、訊號獲取時間變化，以及三者之間的間隔變化之組合的統稱。透過脈衝序列上參數的改變，發展出一連串不同影像信號攝取的方法。也因為此脈衝序列的設計，讓各組織間的水分子（氫原子）狀態得以用影像的方式呈現，方便日後醫師們的診斷。當初曼斯斐德教授僅提出簡單的自旋回響（spin echo）等脈衝序列，再加入三維空間磁場梯度的運用，便能輕易將人體三維影像，即橫切面、矢切面與冠切面的影像表示出來。此一三維影像的攝取，更是過去如X光電腦斷層二維影像攝影（computed tomography，簡稱CT）所無法達成的任務，更改變了整個臨床醫學診斷的觀念，可說是自發明電腦斷層攝影，並於1979年獲得諾貝爾醫學獎後另一種革命性的發明與貢獻。

磁振造影自1970年代由上述二位學者引入觀念開始，到了1980年代已實際進入臨床醫學應用，甚至到了今日也才不過短短三十年，但它已是臨床醫學上不可或缺的診斷工具。而它的進步更是神速，應用的範圍也越來越廣，舉凡臨床所需的腦病變檢查、器官病變檢查、心臟血管攝影、乳房攝影、脊椎與骨骼造影、腫瘤偵測等解剖造影，MRI均已成為重要工具。直至2002年，全世界約有兩萬兩千部MRI造影儀正使用著，而每年約有六千萬人次接受檢查。近年來，它更發展出高磁場強度的功能性造影方式，如擴散、微血循環等應用。它的觀念至今仍不斷進步與更新，理論基礎也越趨複雜，軟硬體設備也越加進步，運用的領域也越加廣泛。

筆者於1984年開始從事MRI造影實驗，那時身為留學生的我，便為它的神奇著迷不已，更相信日後它必成為臨床醫學上的重要利器。記得當年，在冬天酷寒的伊利諾大學芝加哥校園裡，常常挑燈夜戰趕做實驗，如今得知老師（勞特柏教授那時已是家喻戶曉的大人物，有幸短暫受教

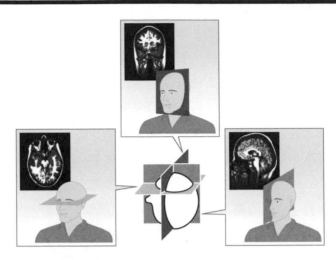

圖三　磁振造影可以利用三維磁場梯度的設計，達到三維（橫切、矢切、冠切面）影像攝取的目標，這是過去傳統造影方式極難達到的。

於他）榮獲2003年諾貝爾生醫獎，真是實至名歸，並樂於為文，以示祝賀與紀念之意。

參考資料：

1. Lauterbur PC (1973), Image formation by induced local interactions: examples employing nuclear magnetic resonance, *Nature, 242, p.190*

2. *Mansfield P, Maudsley AA,* Baines T(1976), Fast scan proton density imaging by NMR, *J Phys E: Sci Intru, 9, p.271*

3. *Damadian R (1971), Tumor* detection by nuclear magnetic resonance, *Science, 171, p.1151*

4. *Damadian R(1974), Nuclear* induction apparatus and display, US patent 3,789,832

李俊信：陽明大學放射醫學科學研究所

遺珠之憾 ◎王文竹

2003年諾貝爾生醫獎公布後不久，便傳出另一美國教授達瑪迪安（Raymond V. Damadian）不惜斥資29萬美元在《紐約時報》和《華盛頓郵報》刊登廣告，要求一同領受2003年的諾貝爾生醫獎。此一動作非比尋常，事出必有因。達瑪迪安教授是個醫師，早期於紐約州立大學布魯克林校區擔任生理及生物物理系教授，對於如何將鉀離子植入細胞分子的技術，並利用核磁共振儀來觀察已有多年經驗。他於1971年第一次提出癌細胞和正常細胞可透過核磁共振技術的方法來加以分辨的觀念，只是當時他的論文只是概念性地提出此方法的可行性，並發表了一些粗略影像與研究數據，並未將整個造影的理論基礎建立。唯以一位醫師背景的學者，期望他在當時即能提出理論基礎，未免強人所難。

　　勞特柏教授於數年後也承認，當時達瑪迪安教授的發現帶給他相當大的靈感與啟示。同時達瑪迪安教授也終於把磁振造影的概念具體化，並真正成為磁振造影技術的創始者。他於1978年成立FONAR公司，並出任總裁，於1980年正式推出全世界第一部商業用磁振造影儀（只是當時並未非常成功，但目前仍擁有許多MRI的技術專利），且於1988年雷根總統任內榮獲國家科技獎章，更於1989年進入美國發明家名人堂，真可說是名利雙收。筆者以為，他的確夠資格獲得2003年諾貝爾生醫獎，唯諾貝爾提名委員會並不這麼認為。在此也顯示學術成就的認定相當不容易，而成就能否為世人所肯定則是見仁見智之事，多少帶點幸運的成分。

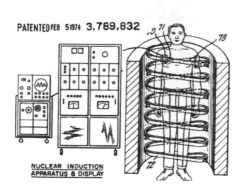

達瑪迪安教授於1972年所提出的磁振造影技術概念圖，並因此於1974年獲得專利權。（作者提供）

嗅覺生理知多少

文｜潘震澤

以往備受冷落的嗅覺研究，在2004年的諾貝爾生醫獎上大放異彩。
美國艾克索及芭珂近十幾年來的研究，揭開了嗅覺系統的奧祕；
其中芭珂的研究歷程，足讓有心從事研究的學子，作為自省的借鏡。

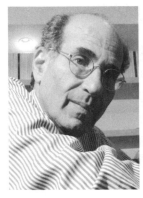
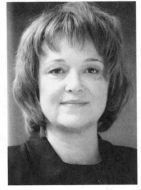

艾克索
Richard Axel
美國
紐約哥倫比亞大學
（歐新社提供）

芭珂
Linda Buck
美國
美國西雅圖哈欽森癌症研
究院
（芭珂提供）

2004年的諾貝爾生理醫學獎頒給了兩位研究嗅覺的美國學者：紐約哥倫比亞大學的艾克索，以及西雅圖哈欽森癌症研究院的芭珂。除了兩位得獎人一致表示驚喜不已外，對於大多數生物醫學界的人士來說，可能也會感到有些意外。

其實，負責諾貝爾生理醫學獎遴選的瑞典卡洛琳斯卡研究院（Karolinska Institute）對於人體的五大特殊感覺系統一向情有獨鍾。以視覺為例，就曾經三度（1911年、1967年及1981年）頒獎給七位研究眼睛感光及視訊處理的學者；同時，在1914年及1961年也分別頒給了兩位專門研究平衡覺與聽覺的學者。鑑往知來，今日嗅覺研究終於獲獎，就不至於太出人意表了。

嗅覺對人的重要性，大概文人墨客及香水業界人士要比生理學家還有更深刻的體認；前者常以華麗的文字描寫氣味帶給人各種有關情緒與記憶的聯想；後者則掌握了販賣氣味分子的無限商機。反之，多年來生理學教科書裡針對嗅覺的敘述，大多不超過短短兩三頁，由此可見我們對於嗅覺生理知識的貧乏，與嗅覺的多樣與豐富，完全不成比例。

● 神祕的嗅覺

任何人來到新的環境，除了會眼觀四面、耳聽八方外，鼻子是另一個經常使用卻不自覺的感覺器官。我們處於公園或森林裡，會貪婪地深吸幾口大氣，讓樹葉及草地的清香充滿胸臆，帶來幸福的感覺；當我們回到久違的家鄉故居，空氣中熟悉的味道，馬上可引發無限往日情懷，就連塵封已久的記憶也一湧而出。此外，嗅覺具有覓食、警戒甚至異性相吸的功能，對許多動物而言，其重要性也不可言喻。[1]

然而，在視、聽、嗅、味及平衡等五大特殊感覺當中，嗅覺是最不

被重視的一項。如果讓人選擇可以割捨的感覺，嗅覺總是名列前茅，甚至還在味覺之前。但一般人卻不見得知道，食物的香味有80%是由嗅覺所貢獻，如果少了嗅覺，再美味的食物吃起來也將如同嚼蠟。

據信，人類的嗅覺系統可分辨萬種以上的氣味，同時這種能力無需學習或訓練，任何天然或人工合成的分子就算是第一回接觸，我們也都能夠辨識；單是這種能力，就足以讓人驚奇不已。以人體另一個經常需要面對新事物的免疫系統而言，碰上了入侵的新病毒或外來物，會需要一段時間（以天數計算）進行基因重組，以製造新的抗體進行對抗。相較起來，嗅覺系統的能耐似乎還更勝一籌。

與嗅覺的豐富性相比，人類的語言就顯得貧乏許多；通常我們只能將新近接觸的氣味與過去聞過的氣味相比，而難以使用確切的形容詞描述。比如我們會說某樣東西聞起來有茉莉花的香味，或是杏仁的味道；剛出爐的麵包、蒸濾的咖啡、新割的草地、刨出的木花，都有其特殊氣味，但也不易形容。如果某人從未聞過某種氣味，那更是難以用言詞讓他曉得聞起來究竟是什麼味道。

● 化學感覺系統

話說生物體的感覺系統屬於神經系統的分支；任何感覺的產生都必須經過三個過程：（一）感覺接受器受到外來刺激興奮而發出訊息；（二）訊息經傳入神經送入大腦；（三）大腦對傳入訊息進行整合及認知。除了

1　除了一般的嗅覺系統外，哺乳動物的鼻腔還有個犁鼻器（vomeronasal organ），專門接受稱為費洛蒙（pheromone）的化學物質；其傳入路線並不進入嗅覺皮質，而直接前往邊緣系統的杏仁核，引發像性反應一類的行為。至於人類是否也有這個系統，仍有爭議。

幻覺以外，三者缺一不可。一般而言，最難研究也最難瞭解的，當屬腦中樞的處理過程；然而對嗅覺來說，多年來連第一關興奮的過程都沒有定論，而且爭議不斷。

長久以來，嗅覺與味覺都歸類於化學感覺，那是因為這兩種感覺是由一些化學分子所引發。位於鼻腔黏膜嗅覺細胞上的特定受體（receptor），能夠與引起嗅覺的氣味分子（odorant）結合，是引起嗅覺的第一步。至於受體辨識氣味分子的方式，一般相信類似鑰匙與鎖的關係，也就是一般所謂的「形狀理論」（shape theory）。然而，這些假想中的嗅覺受體到底是什麼？種類與數量又有多少？一直不為人所知。這個謎團要到1991年才由芭珂及艾克索兩人解開。

◎ 諾貝爾獎新科得主

艾克索及芭珂為分子生物學家，原本與嗅覺生理並不相干，甚至與神經科學也沾不上邊。然而他們將成熟的分子生物學技術應用在研究神經科學的問題上，一夕之間改寫了嗅覺生理的教科書，而艾克索與芭珂也搖身一變，成為出名的神經科學家；由此可見神經科學領域的整合性質，以及分子生物學技術的無窮威力。

艾克索的研究生涯開始得很早，在哥倫比亞大學念書時就進入實驗室工作，並有成果以第一作者的身分發表在《美國科學院院刊》（PNAS）。接下來，他在約翰霍普金斯大學醫學院以三年時間完成學業。

曾有同事在介紹他時打趣說，當年醫學院頒給他醫學博士學位時有個但書，要他答應以後不碰活的病人；接著艾克索自己也開玩笑說，醫學院畢業後他回到哥大病理系接受訓練，結業時，病理系主任則要他答應以後連死人也不碰，才願意給他證書。這雖然是開玩笑的話，但也可

見美國不少一流的人才為了研究興趣，寧捨醫生這一行高收入的職業。

艾克索於醫學院畢業後八年，年方三十二歲就晉升為哥大的正教授；三十七歲那年，又獲選為美國國家科學院院士。美國學術界對於傑出人才不吝提攜與酬庸，值得我們借鏡。

至於另一位得主芭珂則屬於大器晚成型，雖然只比艾克索小上一歲，但她遲自二十八歲才從大學畢業；三十三歲取得免疫學博士學位後，又做了兩年博士後研究，才前往艾克索的實驗室工作，且一待就是九年。在共事的九年中，芭珂的論文發表少得可憐，顯然花了許多時間在嗅覺受體這個新的研究課題上，其中辛苦當不足為外人道。

○ 追獵嗅覺受體基因

1980年代末期，人類基因組計畫才剛起步，已知的哺乳動物基因序列，數目少得可憐，想要追獵未知的基因，還是一件非常辛苦的工作。芭珂尋找嗅覺受體的做法，有點像大海撈針。由於之前已有證據顯示：不同感覺系統的受體可能彼此類似。於是她拿視網膜上負責感光的受體「視紫質」（rhodopsin）作為嗅覺受體的藍本。視紫質屬於G蛋白偶聯受體（G-protein coupled receptor, GPCR）家族的成員之一，所有的GPCR都位於細胞膜上，並具有七個厭水性的穿膜區段，顯示不同的GPCR之間有許多共通之處，也代表它們來自共同的始祖。

芭珂在已知的GPCR當中，選取了一段演化保留下來的共同區段作為模板，再從組成這段蛋白質的胺基酸序列，往回推導出假想受體基因的核酸序列。基因編碼是以三個核酸為一個單位，負責一種胺基酸。接著，她以人工合成的這段核酸序列作為引子（primer），用上當時剛發明不久的聚合酶連鎖反應法（PCR），釣出大鼠嗅覺細胞裡帶有這段引子的

核醣核酸，不斷地加以複製，然後再進一步進行純化及定序。

芭珂的這種做法其實相當冒險。首先，假想中的嗅覺受體可能不屬於GPCR家族；再來，核苷酸編碼屬於「簡併碼」（degenerate code），也就是同一個胺基酸有不只一組的編碼負責。因此，從胺基酸序列推算回去的核酸序列，就有許多不同的變化，得要一一嘗試才行。為了拿不同核酸序列的引子進行試驗，芭珂埋首實驗室日以繼夜地工作，長達三年之久；她的母親及男友甚至還要打電話到實驗室提醒她吃飯，可見其投入程度。

幸運的是，皇天不負苦心人，芭珂終於找到假想中的嗅覺受體，果然屬於GPCR家族；同時嗅覺受體還不像視覺或是味覺受體只有少數幾

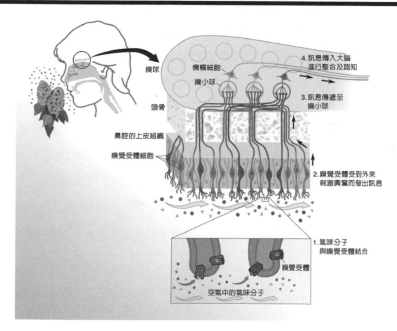

我們如何「聞到」氣味？（諾貝爾官方提供）

種，而有上千種之多（這是老鼠的數字，人類則有三百五十種左右），成為最大宗的GPCR家族分支（人類的GPCR總數約為四百五十個）。這項劃時代的發現，發表在1991年的《細胞》期刊上，[2]讓芭珂一舉成名；她不單因此取得了哈佛的教職，並於十年內繼續研究這個題目，且由助理教授一路升到正教授，兩年前才轉往目前的研究單位任職。

● 嗅覺的振動理論

嗅覺受體的發現固然重要，但那也只是起點，真正困難的問題還在後頭。以嗅覺的豐富性而言，人體擁有許多不同的受體是大自然合理的安排；然而，比起我們能辨識的氣味數量來說，嗅覺受體的數目還是太少，不足以涵蓋所有的氣味，顯然受體之間需要有所組合及互動。因此，受體如何辨識氣味分子成了一項爭議性的題目，甚至2003年出版的一本暢銷科普書《氣味皇帝》（The Emperor of Scent）[3]，書中就以一位特立獨行的科學家杜林（Luca Turin）為主角。杜林認為氣味分子引起嗅覺靠的不是形狀，而是靠其化學鍵結攜帶的能量所產生的不同振動頻率；因此，杜林提出嗅覺受體具有類似分光鏡（spectroscope）的功能，可辨識帶有不同能量的分子。這種說法早在1930年代就由一位英國的化學家戴森（Malcolm Dyson）提出，也就是所謂的「嗅覺振動理論」（vibration theory），到了1960年代又有人再度鼓吹，但卻因為少了生物學上的證據而遭到遺忘。

2　Buck L, Axel R. A novel multigene family may encode odorant receptors: a molecular basis for odor recognition. *Cell* 65:175-87, 1991.
3　Burr, Chandler. *The Emperor of Scent. A Story of Perfume, Obsession and the Last Mystery of the Senses*. Random House, New York, 2003.

杜林的理論則是根據芭珂及艾克索的最新實驗結果,他發現在嗅覺受體分子上頭有兩段胺基酸序列,可分別接上細胞電子傳遞鏈上的其中一個分子──NADPH,以及接收電子的鋅原子(Zn),因此他認為那可能提供嗅覺受體所需的能量,執行分光鏡的工作。

這個理論雖然有趣,但卻有太多個人一廂情願的想法,可想而知,不容易被嗅覺研究的主流人士認可。然而杜林卻信心滿滿,不但將文章投送《自然》期刊,並且還不肯接受退稿,一而再再而三地提出答辯,歷時一年,終究未能扭轉事實。2004年初,*Nature Neuroscience* 期刊卻刊出另一篇論文,根據杜林的理論,以同位素取代原有元素的方式,合成形狀相同但能量不同的新分子讓志願者試聞,結果並沒發現兩者的氣味有什麼不同,可說是以實際的證據駁斥了杜林的理論。

《氣味皇帝》一書將杜林描寫成現代的唐吉訶德,屢敗屢戰,引起許多行外人士的同情、行內人士的皺眉。不過該書藉杜林之口提出一項預測,倒是一點不差:「解開人類其他感覺系統奧祕的研究,都得到了諾貝爾獎,沒有理由說嗅覺研究會例外。」果然,諾貝爾獎並沒有忽視嗅覺研究,只不過得獎的是艾克索及芭珂,而非杜林。

○ 後續的研究

芭珂自立門戶以後,仍以分子生物學結合神經科學的方式,繼續嗅覺的研究工作;艾克索曉得這個題目是個金礦,也不斷讓新的學生及博士後研究員加入這方面的研究。芭珂以小鼠為材料,艾克索則除了小鼠外,另外使用了鯰魚(catfish)及果蠅等嗅覺系統較不複雜的生物。他們的後續研究發現,嗅覺黏膜上擁有數百萬個嗅覺細胞,各自只表現一種嗅覺受體;同時,單一種氣味分子可以活化不只一種嗅覺受體。因此任

何一種嗅覺，都是由不同數量及組合的嗅覺細胞，受到不同程度的活化或抑制後，將訊息傳入嗅覺中樞，再經過大腦解碼下的產物，而非單純一對一的關係；這一點與視覺系統裡利用三種對不同波長敏感的視覺受體，就能辨識變化多端的色彩世界，有異曲同工之妙。

位於嗅覺上皮中數以百萬計的嗅覺細胞，屬於神經系統裡少數的雙極神經元（bipolar neuron，另一批則位於視網膜）。嗅覺細胞的樹突端往下伸入鼻腔，接收吸入的氣味分子；軸突端則向上穿過頭骨，進入嗅球（olfactory bulb）。帶有相同受體的嗅覺細胞軸突，會在嗅球當中匯集成同一個嗅小球（glomerulus），其匯聚的比例約為25000：1。同時，每個嗅小球有來自25~50個僧帽細胞（mitral cell）的樹突進駐。因此，嗅小球是嗅覺訊息的第一個整合中心。僧帽細胞將訊息進行區分及放大之後，其軸突形成嗅覺通路（olfactory tract），傳送至嗅覺皮質作進一步的處理。

嗅覺是所有感覺系統當中唯一不需經過脊髓或間腦的轉接，就可以直接投射至前腦的感覺系統；其投射也一如其他的感覺系統，具有地域性分布的特性（topographical distribution），在大腦嗅覺皮質上形成地圖般的構造。此外，嗅覺訊息還有直接前往邊緣系統（limbic system）的通路；由於邊緣系統是負責情緒、記憶及行為的腦區，因此也可以解釋嗅覺具有引發強烈情緒及記憶的作用。

● 感覺研究新頁

芭珂與艾克索的發現，給傳統以形態及生理為主的嗅覺研究開啟了新頁；如今研究人員可以活化或剔除單一嗅覺受體基因的方式，來研究嗅覺訊息的傳遞與整合，同時還可以利用特殊的螢光顯影方式，在果蠅的腦中即時看到受特定氣味分子活化的情形。例如艾克索的實驗室發現：

蘋果及香蕉的香味可分別活化果蠅的三個腦區,其中有一個腦區是重複的。如果同時給予果蠅這兩種香味,則有五個腦區受到活化;但果蠅並不會把這五個腦區的同時活化當成是一種新的氣味,而能分辨出兩種味道來。顯然,就算簡單如果蠅的神經系統,還另外存有其他高階的記憶及辨識系統,可以分辨出其中的不同。

人類是感覺(或可說是經驗)的動物,無時無刻不接收到內部與外在世界的訊息輸入;同時,人類也有不斷追求新鮮感官刺激的欲望。生活在單調貧乏世界的人接受不到充分的刺激,心智也就無法有充分地發展。由於人類感覺的產生,是一連串解構及建構的過程(這是實際的生理過程,而非什麼後現代主義的囈語),如果我們知曉人腦如何將片段的感覺訊息整合成完整的形象,並能察知其中代表的意義,那麼離解開人類意識之謎可能就不遠了。感覺生理的重要性也就在於此。

◉ 芭珂的啟示

芭珂是諾貝爾生理醫學獎史上第七位女性得主,顯然會給女性科學家帶來一些鼓舞。雖然芭珂得獎的研究是在艾克索的實驗室完成,當時她也還是博士後研究員,但她開創性的貢獻與獨立性卻不容置疑;這一點,是之前遭受忽視的幾位女性科學家所缺少的。

由芭珂的經歷,可以看出在學術研究上,選擇題目與耐心的重要性。通常年輕剛起步的研究人員,受到研究經費的現實壓力所局限,多不敢著手風險較大的題目;像芭珂這樣有艾克索這棵大樹的庇蔭,得以長期安心鑽研一個題目,直到有所成果為止,也是個不錯的模式,值得有心人效法。

潘震澤:美國韋恩州立大學,醫工系及奧克蘭大學生物系

消化醫學的新紀元

文｜林肇堂

百年前，人們若是患了胃潰瘍，
醫生可能會懷疑是胃酸過多或壓力過大所致，
但2005年諾貝爾生醫獎得主要告訴人們，
幽門螺旋桿菌其實才是罪魁禍首。

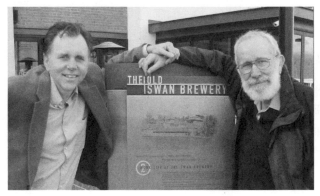

馬歇爾（左）　　　　　　沃倫（右）
Barry J. Marshall　　　　J. Robin Warren
澳洲　　　　　　　　　　澳洲
西澳大利亞大學、皇家伯斯醫院　皇家伯斯醫院
　　　　　　　　　　　　（馬歇爾提供）

◎ 幽門螺旋桿菌發現史

從古希臘時代起，人們就相信「胃」是一個重要的消化器官。2000年後，普勞特（Prout W.）在鳥類的胃中發現鹽酸是重要的胃液成分。而後科學家陸續在人類的胃內發現胃酸，證實鹽酸在胃內的重要角色，也讓人們一直相信，在這麼惡劣的胃酸環境下，應該沒有任何細菌能夠生存；也就是胃可以說是「無菌」的器官。

1893年，義大利科學家畢羅雷諾（Bizzozero G.）第一次在狗的胃中發現一種螺旋形狀的細菌。1896年薩羅門（Salomon H.）也證實在貓及鼠的胃黏膜內發現類似的螺旋菌（這些菌可能是另外一個菌種，稱為 *Helicobacter heilmanii*，只寄生在動物的胃中）。在1906年，克雷涅茲（Krienitz W.）首次報告，在人類胃的分泌物裡和潰瘍性癌的表面有一種螺旋桿菌。1940年，孚利伯格（Freedberg AS.）與貝倫（Berron LE.）也在手術過程中取得胃標本的黏膜層上，發現了這種螺旋菌。

但由於這隻細菌頗為嬌生慣養，始終無法在人體以外的環境培養成功，因此早期有關這隻細菌的研究，多半是利用組織學及顯微鏡觀察其微細構造，對於細菌的生理學及其造成的疾病則是一籌莫展。直到1982年的復活節過後，澳洲科學家馬歇爾（Barry J. Marshall）與沃倫（J. Robin Warren）才終於將此菌從胃黏膜內找出來並且培養成功。

◎ 復活節的細菌現身記

1979年澳洲西部的皇家伯斯醫院（Royal Perth hospital），有一組學者正在研究人類胃黏膜的顯微構造。當時組織病理學家沃倫，在胃黏膜表面發現一些螺旋菌，雖然從外表看來，這些細菌並沒有向下侵犯到黏

膜層內，但是有螺旋菌的地方，下面的黏膜就聚集了許多發炎的多形球細胞，似乎暗示了這隻細菌與胃的發炎有所關聯。

　　1981年，年輕的住院醫師馬歇爾輪到到內科的胃腸科進行六個月的實習，他跟隨沃倫醫師看到許多的胃內螺旋菌；其中一位病人曾使用四環黴素（一種抗生素）治療其他疾病，意外地改善了他的胃炎症狀，而且之後的胃鏡檢查也顯示胃炎改善情形有明顯進步。此時，阿姆斯壯（Armstrong JA.）醫師接掌該院的電子顯微鏡部門，將這隻細菌用電子顯微鏡作了極高倍數的放大，再加上細菌科主任古得恩（Goodwin CS.）的全力協助，皇家伯斯醫院的許多專家醫師特別為了這隻細菌組成一個團隊。起初，雖然許多醫師都可以看到這隻細菌，卻很難將它在體外培養成功。這些科學家更換了許多不同的培養基，也調整培養基的溫度，仍然無法使它生長成功。

　　按慣例，通常在培養四十八小時後，培養基若沒有長出細菌，就會被清理丟掉。恰巧在1982年的復活節，澳洲有一個長達五天的連續假期。因此這些培養基就被留到放假結束，當醫師回來上班時，他們忽然發現在培養基上終於長出直徑只有1公釐呈透明的細菌群落，這就是幽門螺旋桿菌的菌落！這一天是1982年的4月14日，可說是歷史性的一刻。

● 開創性研究，實至名歸

　　隨著幽門螺旋桿菌的培養成功，許多病人的胃裡都發現這隻細菌的存在。馬歇爾很快聯想到這隻細菌與胃炎的關係，進而推斷它可能與常見的胃潰瘍或十二指腸潰瘍有關；1983年，馬歇爾首先在有名的《刺胳針》期刊發表幽門螺旋桿菌培養成功的消息。科學家原以為這隻細菌是Campylobacter屬的細菌（一開始的名稱叫 *C. pyloridis*，後來改為 *C.*

pylori），最後因為古得恩醫師在1984年發現此菌具有特別的脂肪酸成分，因此將之獨立另成一屬，稱作 *Helicobacter pylori*，簡稱 *H. pylroi*（幽門螺旋桿菌）。

1983年，馬歇爾研究這種細菌的特別培養基，並測試此菌對鉍劑（bismuth）與抗菌劑 metronidazole 的敏感性。1984年，馬歇爾為了證實他的理論，親自「以身試菌」，進行有史以來第一次的人體試驗，終於證明幽門螺旋桿菌可在人類的正常胃黏膜上形成群落，也造成胃炎。1986年，馬歇爾、古得恩和阿姆斯壯共同為這隻細菌作了番完整回顧，確立幽門螺旋桿菌的地位。1993年，《科學》期刊推崇馬歇爾醫師可能為諾貝爾醫學獎的候選人，可見這個細菌的發現相當具有開創性。2005年諾貝爾醫學獎得主終歸這兩位傑出的醫學科學家——馬歇爾與沃倫，可說是實至名歸。

● 幽門螺旋桿菌人體試驗

自從馬歇爾等人成功培養幽門螺旋桿菌後，許多人也在胃炎病人的胃黏膜發現此菌，不禁令人懷疑，胃炎到底和這隻細菌有什麼樣的關聯？還是它們只是恰巧落在已發炎的胃黏膜上，彼此沒有因果關係？為了證明幽門螺旋桿菌可能造成胃炎的想法，1984年7月馬歇爾決定親身試「菌」，進行第一次的幽門螺旋桿菌人體試驗。

首先，他讓同事以胃鏡檢查他的胃，發現胃內部一切安好，馬歇爾胃部及十二指腸區域的切片檢查，也沒有培養出任何細菌。此時，另有一位消化不良的病人接受胃鏡檢查，在胃切片當中則培養出幽門螺旋桿菌。馬歇爾等人將這些細菌培養三天，讓菌數增加到十億隻時，馬歇爾將這些細菌吞下肚子。

　　吃下細菌的第一天，他只覺得有些腹脹，其他一切安好。過了一星期，馬歇爾在晚餐後覺得有些腹脹，隔天早上吐了一些黏液，而且覺得有點頭痛及不適。於是在吞食細菌的第十天，他再接受一次胃鏡檢查，同事們發現他的胃內有明顯的發炎現象，切片中看到胃組織有許多發炎細胞，同時從這些切片能培養出同樣的幽門螺旋桿菌。他每天早上起床後仍然覺得有飢餓感；第十四天再做一次胃鏡檢查，發炎現象稍有改善，於是他開始服用一些藥（抗菌劑Tinidazole）。一天後他的症狀就有明顯改善，之後的胃鏡檢查再也找不到這隻細菌。這是第一件以人體試驗來證明幽門螺旋桿菌能在正常人體胃黏膜上居留，且導致胃黏膜的發炎現象，也證明了這隻細菌確實可以導致慢性胃炎。

　　在此之後，另一位科學家摩爾斯（Morris）也作了一個人體試驗，除了證實馬歇爾的理論，也想藉此瞭解胃酸高低對於胃炎的影響。志願者服下幽門螺旋桿菌後，症狀比馬歇爾嚴重得多，服下的第二天就感到腹部絞痛，而且痛得睡不著覺，只好起來走來走去，同時也嘔吐了兩次；症狀嚴重得令醫生擔心他的腸子發生阻塞現象，幸好腹部X光的檢查並無異樣。胃鏡檢查也同樣發現胃炎及培養出這隻細菌。第二十五天，醫生開始給他服用抗生素Doxycycline，但在第六十天，仍在胃內發現幽門螺旋桿菌，於是改服其他藥物，如Bismuth Subsalicylate及Norfloxacin，但以後的胃切片仍可培養出細菌，而且胃炎持續存在。此項實驗一直持續九百六十四天，胃內仍有細菌且仍有慢性活動性胃炎，表示這隻細菌不但會造成胃炎，而且可能導致一場漫長無際的慢性胃炎。

● 認識幽門螺旋桿菌

　　幽門螺旋桿菌是一種格蘭氏陰性的螺旋狀桿菌，約2~4微米（μm），

幽門螺旋桿菌如何傳染？

幽門螺旋桿菌如何傳染到人體，至今仍是一個謎。最可能的途徑是經由人與人接觸而傳染，因為有時同一家庭裡會有許多人都感染這隻細菌，在許多人居住一起的團體（例如軍隊、安養院、幼稚園等）中，也容易發現多人同時感染的情況。因此最可能的傳染方式，就是經由口腔吃入這隻細菌，再經糞便排出到土壤汙水中，人們最後經由口腔吃入這隻細菌。1993年，科學家第一次從非洲甘比亞地區小孩的糞便中培養出此菌，這個重大的發現，證明人們很可能是從口腔吃入這隻細菌，解入糞便，再傳染給下一位受害者。除此之外，有學者發現感染幽門螺旋桿菌的人，在胃液內找到這隻細菌的機率高達58％，只要直接接觸胃液，或者經過手、儀器接觸等，都有可能感染幽門螺旋桿菌。

除了在胃黏膜及附近黏膜外，在牙齒上的牙斑也可找到此菌。這隻細菌擁有數根鞭毛，能使它呈螺旋狀前進，也可用來與胃黏膜作接觸。幽門螺旋桿菌可以分泌許多不同的酵素，其中最重要的就是尿素轉化成為氨（amonia）的尿素（urease）。鹼性的氨在細菌周圍像防護網一般，使細菌避免受到胃酸環境的傷害，可說是這隻細菌重要的「護身符」。至於其他酵素的作用，有些都還不是很清楚。

幽門螺旋桿菌通常寄居在胃黏膜的黏液層、靠近胃黏膜的表皮細胞，到底此菌與細胞如何相互作用，已有許多新的發現。除了分泌尿素，也可能藉著其他酵素來破壞胃黏膜的表皮細胞，或者吸引表皮細胞附近的白血球或一些發炎的細胞，造成胃黏膜的發炎。

◎ 幽門螺旋桿菌流行病學

經過二十年的研究，我們對於幽門螺旋桿菌的流行病學已有大略的

輪廓。幽門螺旋桿菌大約感染了50%的世界人口,兩性的感染率均相當。幽門螺旋桿菌的感染隨著年齡增長而增加,但世界各地,特別是西方國家,這種細菌的感染正在減少當中。大部分的感染都是在孩童時期,特別是開發中國家孩童,幽門螺旋桿菌感染率更高,然而這種感染在孩童時期或者稍年長一點就自然被清除掉。

低社經狀況是感染幽門螺旋桿菌最主要的危險因子。以發展中國家而言,南非、拉丁美洲、亞洲地區的孩童很早就感染此菌,許多小孩在十歲前就已經感染。反之,在西方國家及已開發國家的孩童,感染幽門螺旋桿菌的機率就比較低。

遭幽門螺旋桿菌感染的孩童,其手足及父母也都有較高的感染率,暗示了在家庭散布的可能性;從其他流行病因子的研究可知,擁擠的居住環境也可能是重要的危險因子。有許多證據顯示,這種細菌也可能經由口對口傳染,譬如由遭到汙染的內視鏡傳染給另一位受檢者。

幽門螺旋桿菌也可在人類唾液中培養,在人類的口腔中也能找到這隻細菌的DNA片段。另外,也有研究人員找到從日間留院的病人嘔吐物傳染給其他病人的證據。另外,有些學者則認為,幽門螺旋桿菌可能由

如何檢驗幽門螺旋桿菌

要知道自己有沒有感染幽門螺旋桿菌並不困難,有很多方法都可以檢驗此菌。基本上,檢驗方法可分為侵襲性和非侵襲性兩大類,前者是透過胃鏡檢查取得胃切片檢體,進行組織學、尿素測試或培養等,以測知有無細菌存在;後者則可經由血液、尿液或大便檢查有無細菌的抗體,或是在服用含同位素的尿素後,以吹氣測試細菌代謝出來的二氧化碳的濃度變化,都可以知道患者有無感染過幽門螺旋桿菌。

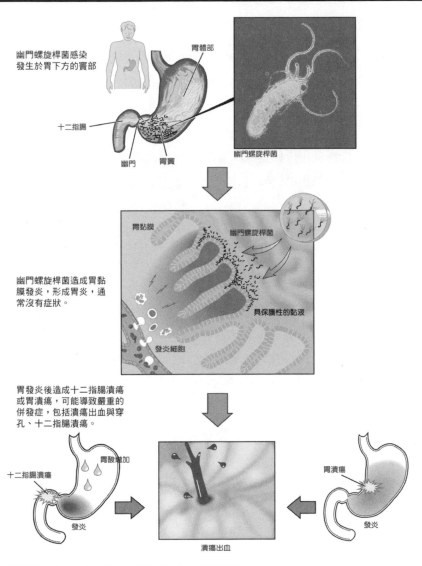

幽門螺旋桿菌感染
發生於胃下方的竇部

胃體部

十二指腸

幽門　胃竇

幽門螺旋桿菌

胃黏膜

幽門螺旋桿菌

具保護性的黏液

發炎細胞

幽門螺旋桿菌造成胃黏
膜發炎，形成胃炎，通
常沒有症狀。

胃發炎後造成十二指腸潰瘍
或胃潰瘍，可能導致嚴重的
併發症，包括潰瘍出血與穿
孔、十二指腸潰瘍。

十二指腸潰瘍

胃酸增加

發炎

潰瘍出血

胃潰瘍

發炎

幽門螺旋桿菌如何導致潰瘍（諾貝爾官方網站提供）

受感染者的糞便，傳染到另一個人的口中，這些具體的證據包括科學家可以將細菌放入水中仍能存活，也在人類的糞便中發現幽門螺旋桿菌，甚至有人認為幽門螺旋桿菌可經由某些媒介（例如蒼蠅）來擴散。雖然如此，一旦幽門螺旋桿菌被清除乾淨後，就少有人會再度感染。

● 與各消化性疾病的關係

幽門螺旋桿菌不僅使得臨床醫師得以掌握降低潰瘍復發的關鍵，其幾近「全方位」的致病特色，包括胃炎、潰瘍、胃腺癌及胃黏膜相關淋巴瘤等，更引來跨領域學者的注目。十二指腸潰瘍的真正成因至今仍不清楚；然而，幾乎所有的十二指腸潰瘍病人，都可以在胃竇部找到幽門螺旋桿菌，似乎暗示這是造成十二指腸潰瘍不可或缺的一項條件。目前為止，幽門螺旋桿菌如何引起十二指腸潰瘍，仍然是個謎。

多數胃潰瘍的發生，也和幽門螺旋桿菌感染有關，只有少數是因為服用一些非類固醇止痛藥而造成。胃潰瘍的成因與十二指腸潰瘍有些不同，基本上，這些人的胃炎是瀰漫於全胃，而且胃酸也不會偏高。文獻也證實將幽門螺旋桿菌根除後，胃潰瘍會癒合且不易復發。

現有許多科學家證實，胃內如果有幽門螺旋桿菌群居，會引發急性或慢性胃炎；數十年後，胃的腺體逐漸消失，或被小腸型的上皮細胞取代，於是形成萎縮性胃炎，最後可能導致胃癌。因此，幽門螺旋桿菌已被世界衛生組織認定是一種致癌因子（carcinogen）。

所謂胃黏膜相關淋巴瘤（簡稱 MALToma）是屬於胃淋巴瘤的一種，歸類為 B 淋巴球淋巴瘤，幾乎90%以上的胃黏膜相關淋巴瘤都能找到幽門螺旋桿菌寄居，因此也可能與幽門螺旋桿菌感染有關。一旦將幽門螺旋桿菌以藥物根除後，胃黏膜相關淋巴瘤也消退痊癒，可見此症與幽門

螺旋桿菌的相關性，值得重視。

目前認為慢性胃炎幾乎都由幽門螺旋桿菌引起，大部分幽門螺旋桿菌引起的胃炎，停留於慢性表淺性胃炎狀態，一部分成為消化性潰瘍，另一部分進展成慢性萎縮性胃炎而產生胃癌，甚至有更小一部分形成淋巴增生性疾病。目前對同一隻細菌卻有不同結果的解釋主要朝向四個方向：細菌菌種、宿主反應、環境共同因子及感染期間的不同所致。為何感染幽門螺旋桿菌，有的人只得到胃炎，有些得到潰瘍，有些造成癌症，而有些則導致特殊的淋巴瘤？個中差別可能是宿主因素（遺傳體質），也可能是細菌的菌種因素（不同的幽門螺旋桿菌可分泌不同的細胞毒素），有些則歸罪於環境的因素（飲食、病毒感染）。

台灣的感染流行病學研究

台灣孩童的幽門螺旋桿菌感染率也隨著年齡增長而增加，一至三歲的嬰幼兒感染率為0.9%，三至六歲為3.7%，六至九歲為13.2%，九至十二歲為19.4%。台灣本島青少年的感染狀況也是隨年齡增長而增加。十五歲為18.5%，十六歲為28.2%，十七歲為27.3%，十八歲以上為41.2%。

總而言之，台灣地區一到七十歲的無症狀族群之幽門螺旋桿菌感染率為54.4%。男性感染率為53.7%，女性為55.2%，兩者並無顯著差別，均隨著年齡增長而增加。如果以血清學測試幽門螺旋桿菌感染率的對象是有病的群眾時，則一般健康民眾的感染率為58.1%，非潰瘍性消化不良為55.5%，十二指腸潰瘍為87.4%，胃潰瘍為76.2%。胃潰瘍、十二指腸潰瘍的病人即使非常年輕，其幽門螺旋桿菌感染率也都很高，暗示幽門螺旋桿菌感染與消化性潰瘍有極密切的相關性。

●「半忠奸」人物？

　　急性幽門螺旋桿菌感染並無特異症狀，但絕多數的患者都是慢性感染；換句話說，若無外力介入，此菌將會「伴你一生」。值得注意的是，感染幽門螺旋桿菌後，有80~90%的人終生處於無症狀的胃炎狀態，只有10~15%會導致消化性潰瘍，1%的人會不幸罹患胃癌，更少的人則得到胃黏膜相關淋巴組織淋巴瘤。

　　雖然如此，最近也有學者發現，此菌並不是有百害而無一利。從西方國家幽門螺旋桿菌的感染率降低，伴隨著胃癌發生率減少，但逆流性食道炎及下端食道腺癌則反而增加的傾向來看，有專家主張幽門螺旋桿菌感染對胃、十二指腸不利，但對下端食道可能有保護作用。甚至最近的一些研究發現，此菌存在胃內，可能有助防止一些疾病的發生，如肥胖、哮喘、缺鐵性貧血、下痢及食道疾病。所以幽門螺旋桿菌在人體疾病扮演的大多是反派角色，但也有可能是戲劇中所謂的「半忠奸」或「灰色」人物！

● 醫界的共識

　　目前醫界的共識是只要有胃黏膜相關淋巴組織淋巴瘤，或消化性潰瘍合併幽門螺旋桿菌感染，則必須接受以抗生素為主的除菌治療。至於佔大多數（80~90%）受感染但無症狀的胃炎，是否需要治療，仍未有一致的看法。有人認為治療後反而會加重胃食道逆流的發生，有些專家則認為治療後或許可以預防胃癌，這一部分尚須要將來更多的證據來證實。至於已得到胃癌的患者，再治療幽門螺旋桿菌後，胃癌也不會消失，應盡快接受手術或化學治療等正統療法。

.... **如何清除胃中的幽門螺旋桿菌** ....

由於幽門螺旋桿菌可能導致上述許多胃病變,因此近年來許多科學家共
同的目標是消除此一胃中大敵,就是想辦法將幽門螺旋桿菌從胃中清除
掉。近年來最盛行的清除細菌方法就是「三合一」療法,包括了三種藥物,
一是質子幫浦抑制劑(簡稱PPI),另外兩種藥物是抗生素。這三種藥物
的組合,可以有效抑制及清除幽門螺旋桿菌,達到潰瘍痊癒之效果。遵
照醫師的指示,治療時間約七至十四天,治癒率可高達90%以上。

● 改變百年醫界迷思

　　幽門螺旋桿菌的發現,改變幾百年來醫界的幾種迷思──在胃酸pH
值這麼低的環境,胃中應該沒有細菌。胃潰瘍的主要原因是胃酸過高或
壓力太大所致。歷經二十多年的驗證,幽門螺旋桿菌確實與胃炎、胃潰
瘍、十二指腸潰瘍、胃淋巴瘤、胃癌都有確切的關係。更重要的是,根
除幽門螺旋桿菌可以治療潰瘍疾病,使病患得以痊癒,可說是找到潰瘍
疾病的源頭。這些傑出的成就,使得親身試菌的馬歇爾醫師,以及堅信
真理的沃倫醫師贏得諾貝爾獎桂冠,可謂實至名歸。筆者於1994年在美
國休士頓參與幽門螺旋桿菌研討會時,巧遇馬歇爾醫師,當時他已移居
美國,擔任維吉尼亞大學教授,醫界對他的發現已予以肯定且早有得諾
貝爾獎的呼聲。2003年筆者參加幽門螺旋桿菌發現二十週年的會議,就
在西澳的伯斯(Parth)舉行,再次與馬歇爾醫師相逢。此時他已回到西
澳的故鄉任職,並且擴大他的研究規模,從事幽門螺旋桿菌更深入的研
究,再隔二年果真得到諾貝爾醫學獎。這也是給我們許多年輕傑出的科
學家一個莫大鼓勵,畢竟只等了二十多年就得到這項殊榮,對於許多滄
海遺珠,甚至直到白髮蒼蒼才得到諾貝爾獎的科學家、文學家而言,馬

歇爾與沃倫醫師還算是幸運兒吧！

　　後記：2005年生醫獎給了筆者兩個啟示。首先，原本無法成功培養的細菌，直到復活節，因為超過四十八小時的培養基沒有清理掉才被發現。這種好運是給有準備的人。在科學研究中，有些意外發現若沒有足夠準備可能就會錯過，但若有所準備就能及時把握。第二個啟示，馬歇爾醫師得到諾貝爾獎，不只是因為發現細菌，更重要的是他勇於挑戰舊有權威，以身試菌。後來也有學者作第二例人體實驗，但大家只會記得第一位。

林肇堂：台大醫學院內科主任、台大醫院內科部主任

生物體內的訊息攔截戰

文｜黃才芳、吳益群

2006年兩位生醫獎得主發現的核糖核酸干擾機制，
未來可望應用於臨床醫療上，創造出「基因剔除小鼠」，
透過阻斷蛋白質表現方法將能更有效率地治療疾病、造福人群。

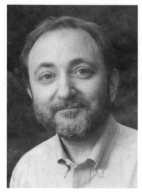

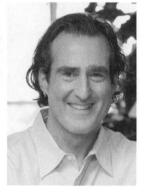

安德魯・懷爾
Andrew Fire
美國
約翰・霍普金斯大學、
史丹佛大學

克萊格・梅洛
Craig Mello
美國
麻薩諸塞大學醫學院

深夜裡剛替患糖尿病的女兒量完血糖，克萊格・梅洛正放心地要爬回溫暖的被窩，此時電話鈴鈴響起：「梅洛博士，恭喜您得到諾貝爾獎！」梅洛剎那間以為自己在作夢，因為這實在太突然了！而同一時間在美國西岸的安德魯・懷爾也毫無心理準備地得到了同樣的賀喜，在1998年他們發現了震驚生物學界的重大現象，但是得諾貝爾獎？他們自覺似乎還太年輕。

然而，他們的發現實在是太重要了，因此梅洛與懷爾這兩位年輕學者共同獲頒2006年諾貝爾生理與醫學獎。究竟他們為什麼得獎？簡單來說，就是因為他們發現雙股核糖核酸會干擾線蟲基因的表現，而這種干擾基因的現象不只發生在線蟲，在果蠅、老鼠甚至人類都有！由於基因的不當表現是許多疾病的肇因，因此他們的發現被認為是——「讓人們瞭解傳遞遺傳訊息的控制機制，也為基因療法的運用，帶來令人驚喜振奮的可能性」，他們獲獎的時間距離他們在《自然》期刊發表這個基因干擾的現象，僅有短短八年的時間。

● 遺傳的中心法則

細胞內幾乎所有的生理機能都需要蛋白質的參與，像是食物消化時需要的酵素、大腦中接收訊息的接收器，以至於對抗病原的抗體，這些都是蛋白質。而細胞中各種蛋白質的製作手冊，都記載在去氧核糖核酸（DNA）上，我們稱之為遺傳訊息或基因。DNA是由兩股序列互補的去氧核糖核酸長鏈，彼此嵌合、互相纏繞而形成的雙股螺旋（圖一─1），兩股DNA互補的關係可看作是「石膏模」與「石膏像」間彼此互相嵌合。

雙股DNA中只有其中一股的遺傳訊息能被傳達出來，並在轉錄成傳訊核糖核酸（mRNA）後，又經轉譯作用而成為蛋白質。在行轉錄作用

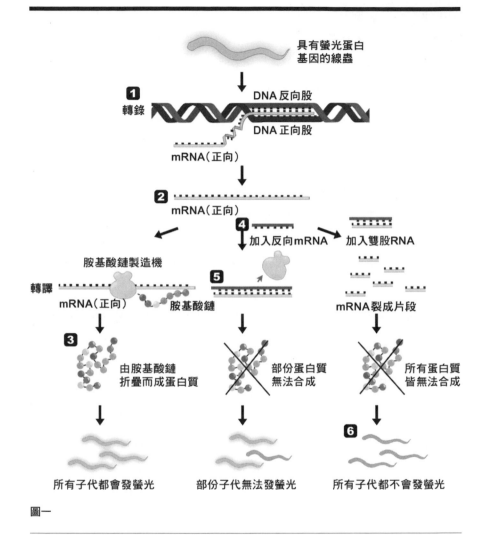

圖一

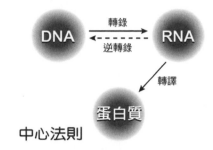

中心法則

圖二　在生物體內真正有功用的其實是蛋白質而非DNA，但是蛋白質上帶的訊息是依據雙股DNA的反向股，轉錄出正向單股的RNA，再轉譯出胺基酸鏈，經折疊等修飾而得；其中，RNA也可經逆轉錄作用合成DNA，這整個過程就稱為中心法則。

時，以DNA的反向股當作「石膏模」作為模版，以此互補方法轉錄出來的mRNA就是正向序列（sense）的遺傳訊息，我們可以把它當作是「石膏像」（圖一2），之後mRNA上的訊息就會再轉譯成蛋白質。此由雙股DNA經單股mRNA到蛋白質的過程（圖一3），是生物體詮釋DNA的重要原則，稱為中心法則（central dogma，圖二）。

　　科學家在實驗中為阻絕正向的mRNA表現出蛋白質，會利用人工的方法，合成另一股反向RNA（antisense RNA），並將此單股RNA注入細胞中（圖一4）。當反向單股RNA和正向單股的mRNA碰在一起時，就會因互補而黏合（anneal）成雙股RNA（double-stranded RNA, dsRNA，圖一5）。就像是石膏模和石膏像碰在一起的時候，就會嵌合成一塊大石膏，因此使得mRNA上的遺傳訊息被遮蔽，而不能表現出蛋白質。這種技術常被應用在單細胞或一些模式動物（如線蟲、果蠅）等，來抑制基因的表現。

● 震驚生物學界的發現

懷爾和梅洛把正反向的RNA混在一起，並把黏合成雙股的RNA注射到線蟲體內，竟發現了令人吒舌的結果——混在一起的正反向RNA居然會抑制蛋白的表現，而且抑制的效果遠遠大於單獨反向的單股RNA。

他們利用帶有螢光蛋白基因的線蟲做實驗，只要在這些線蟲體內注射螢光蛋白基因的雙股RNA，這些線蟲的子代都無法表現螢光蛋白（圖一-6）！也就是說，經由正反向RNA黏合成的雙股RNA，能更徹底阻絕螢光蛋白基因表現出螢光蛋白。

懷爾和梅洛也嘗試用別的基因當作材料，進行上述實驗，結果並無不同，證實了這技術不僅適用於螢光蛋白基因，只要注入與特定基因相對應的雙股RNA，就可以阻絕該基因轉譯為蛋白質，這個現象就稱為「雙股核糖核酸干擾」（double-stranded RNA interference, dsRNAi）。

更有趣的是，他們發現只要在線蟲的尾巴注射極少量雙股RNA，就可以在子代看到效果。這代表一定有某種放大機制，可使極少量的雙股RNA發揮其效果，而且雙股RNA可以穿過細胞和細胞之間的重重障礙，一路直達生殖腺而影響到下一代。甚至日後更證明，只要餵線蟲食用會產生雙股RNA的細菌，就會有dsRNAi的效果；雖然現階段對於dsRNAi在人類作用的瞭解有限，可是線蟲只要「誤食」可產生雙股RNA的細菌就會受到影響，所以對於吃到肚子裡面的東西，我們還是要小心點兒好！

● 不容小覷的線蟲

小小一隻1公釐的線蟲（Caenorhabditis elegans）自1970年代被布瑞納（Sydney Brenner）挖掘後，竟成為今日的大明星。不僅2002年布

瑞納、蘇斯頓、霍維茲等人，利用線蟲瞭解細胞死亡路徑獲得諾貝爾獎，2006年懷爾和梅洛也因利用線蟲發現dsRNAi再獲諾貝爾的光環。之所以能如此有功於科學界，是因為線蟲雖然看似簡單，卻也有著複雜之處。

線蟲的簡單之處可從兩方面來說，一是構造的簡單，全身只有959個體細胞，因此研究者可清楚觀察線蟲內細胞或構造的變異；其二是基因體的簡單，與人類兩萬多個基因相比，線蟲僅有一萬多個基因，因此基因和基因之間的關係比人類直接而易於分析。

然而線蟲也夠複雜，雖只有959個體細胞，但牠實屬現今科學研究中「具有分化的多細胞生物中最簡單的模式動物」，透過牠，我們可以揭開神經細胞、表皮細胞、肌肉細胞、生殖母細胞等不同種細胞的祕密。此外，線蟲的突變性狀也很明確，例如身體的癱瘓、肥胖、畸型等等。

除構造上的複雜度外，線蟲的基因體有相當大的比例被證明與人類具有保守性，雖是不同物種的基因，但卻能產生功用類似的蛋白質，參與體內的生理作用。因此，科學家可透過研究線蟲，來增加對人類本身的瞭解，例如之前在線蟲內建立的細胞死亡路徑，及這次的dsRNAi機制，便能日後應用於人類臨床醫療上。

○ 巧妙的作用機制

自從1998年安德魯・懷爾和克萊格・梅洛的論文發表後，這幾年來科學家們在各個領域前仆後繼地研究，使得人們更加瞭解dsRNAi的機制（圖三）。

以實驗室來說，研究人員會先選定一個特定的基因，再以人工方法合成這個基因相對應的雙股RNA，並引入細胞中。一開始長片段雙股RNA會先被剪刀手蛋白（Dicer）剪成一段段雙股的小片段（圖三1），每

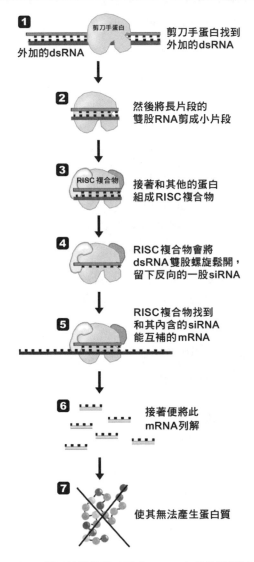

圖三　雙股核糖核酸干擾（dsRNAi）的作用機制

個小片段長約是20~25個核酸長度，這些小片段的雙股RNA又稱作小片段干擾RNA（small interfering RNA, siRNA，圖三2）。

siRNA和RISC複合物（RNAinduced silencing complex）結合後（圖三3），RISC複合物上的RNA解螺旋酵素（helicase）會將siRNA的雙股螺旋鬆開（圖三4），抽掉正向的一股，留下反向（石膏模）的一股。於是具有活性的RISC就會開始尋找它的獵物——可與反向siRNA互補的正向mRNA（圖三5）。待RISC複合物坐落在這mRNA上，便會將此mRNA水解（圖三6），於是mRNA無法被轉譯成蛋白質（圖三7），也就不能參與生理作用、發揮原本的功能了。由於每個基因都有它獨特的序列，因此要干擾特定的基因，就要使用為該基因序列所量身定做的雙股RNA。如此一來，雙股RNA所造成的干擾效果就只限於該特定基因。

一般而言，細胞產生的RNA多是單股（正向）的RNA（圖一2），這些RNA是未來要被用來產生蛋白質的。自從RNAi的發現後，科學家才意識到dsRNAi可能是生物體用來抑制基因表現的一種方式。

其實，早在1993年研究線蟲的科學家——維多安柏斯（Victor Ambros）就已發現，線蟲本身可以產生分子內的雙股RNA，用以干擾基因的表現。這些RNA片段的長度不到100個核酸，也無法轉譯成蛋白質，我們稱之為「微小RNA」（microRNA）。這些微小RNA的序列都有個共同特徵，就是前後兩段互補，因此本身可以折疊成像髮夾般的雙股構造，而這樣的雙股RNA構造在經過特定蛋白處理後，可與RISC複合物結合，進而造成達到干擾基因表現的效果。

○ 對基礎科學研究的貢獻

懷爾和梅洛共同發現的dsRNAi技術，對於線蟲在基因功能上的研究

有相當巨大的貢獻。以往要研究線蟲內一個基因失去功能的性狀,科學家不但必須費力地用突變劑處理線蟲,並且還必須費時地大量搜尋下一代,以尋找突變株。但由於有些基因片段較小,不易被突變劑攻擊,或者突變性狀太過輕微,以致無法被發現。所以這些基因在使用突變劑的傳統方法下,可能永遠都沒有辦法拿到突變株,更甭論研究該基因的功能。

可是現在有了dsRNAi的技術,線蟲學家可以輕易針對感興趣基因製造雙股RNA,以注射甚至是餵食或浸泡的方法,就可觀察到該基因功能喪失造成的影響。目前在關於線蟲的研究當中,大部分基因經dsRNAi處理後的結果已被研究,且記載在人人皆可取得的網頁上(www.wormbase.org),雖然目前dsRNAi的技術並不能百分之百地應用於所有的基因,但是這個嶄新的技術,已使針對線蟲基因的研究領域躍進了一大步。

經過一番努力,dsRNAi也在2001年成功地於哺乳類細胞株中使用。哺乳類細胞株與線蟲的細胞株不同,無法引入片段長的雙股RNA,若引入的雙股RNA片段過長,便會引發細胞產生干擾素反應(interferon response),導致與雙股RNA序列無關的mRNA分解,並且終止細胞內所有蛋白質的產生;後來研究人員進一步發現,可以直接合成類似被剪刀手蛋白處理過的siRNA,放入哺乳類動物的細胞中,果然便達成了dsRNAi的效果。

但以此方法進行的dsRNAi在哺乳類動物中僅有短暫的效果,因為哺乳類動物細胞無法藉由複製siRNA而放大dsRNAi的效應,因此,越會分裂的哺乳類細胞株,dsRNAi的效果就消失得越快。

科學家絞盡腦汁,想出了讓細胞自己能源源不絕產生雙股RNA的方法(圖四),例如想要抑制體內致癌基因的表現,則取致癌基因的一段

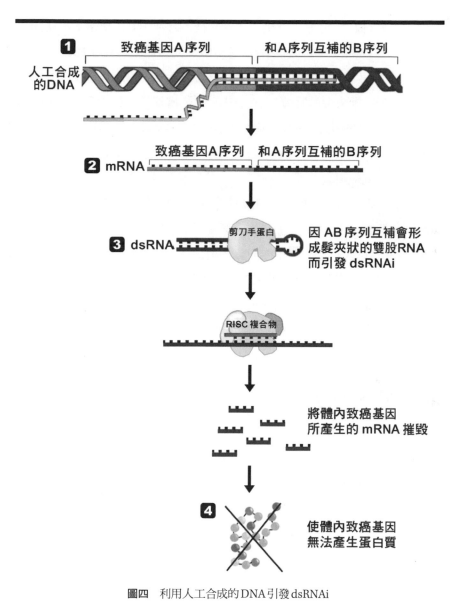

圖四　利用人工合成的DNA引發dsRNAi

序列A（石膏像），再把一段和A序列互補的序列B（石膏模）接在同一股DNA上（圖四1）。當此DNA被轉錄時，便會產生一條mRNA，前半序列和後半序列互補（圖四2），如此這條mRNA便會因為正反互補相黏而對折成一條髮夾似的雙股RNA（圖四3），這樣就可以引發dsRNAi的反應，特定地裂解細胞內致癌基因所產生的mRNA，使得致癌基因無法表現出蛋白質（圖四4）。只要載體DNA不斷地被轉錄成mRNA，雙股RNA的來源就無虞匱乏。

有了這些技術，科學家便可以直接放入能與特定基因轉錄出的RNA結合的雙股RNA，透過人工合成，將能轉錄出雙股RNA，並與該特定基因互補的DNA，放到老鼠的胚胎幹細胞中（embryonic stem cell, ES cell），便可模擬老鼠突變株基因功能喪失的情況，比起製造特定基因損壞的老鼠突變株（knock-out mice）要省時與省錢多了。科學家同樣也利用dsRNAi並結合細胞培養的技術，以瞭解人體兩萬多個基因中各個基因的功能！

◉ 臨床醫療新紀元

目前利用dsRNAi來治療疾病的技術，有些已邁入臨床第一期的測試，雖然大部分仍處於實驗室的研究階段，卻也傳來不少令人雀躍的捷報。

目前dsRNAi在癌症治療、病毒性疾病治療、氣喘、疼痛控制及延緩老化等方面，都具有相當的潛力。如在癌症治療上，以往只能用化學複合物的藥物來調控癌症蛋白，但因癌細胞在晚期容易發生突變而產生抗藥性，致使藥物效用降低，dsRNAi則可藉由專一地抑制癌細胞存活所需之重要蛋白的製造，來加以治療。

至於在病毒性疾病治療方面，如B型或C型肝炎，甚或是SARS及愛

滋病，因為病毒的表面蛋白可不斷改變構造，所以若使用傳統針對病毒表面蛋白的抗體性藥物治療，很容易便會失效。隨著越來越多病毒基因序列資料的逐漸完整，科學家便可利用dsRNAi技術，專一攻擊負責病毒複製的mRNA，讓病毒無法增殖，達到治療的功效。

然而dsRNAi的療法目前仍有一些限制需要突破，例如在血液中的穩定度、是否能順利地送達目標、是否能被細胞吸收以及是否會有副作用等等，都是現階段必須解決的問題。

◉ 嶄新的未來

懷爾和梅洛的發現已成為學術研究及臨床醫療上的一大利器。在學術研究上，僅需花費極短的時間，便可瞭解特定基因失去作用的後果，並可套用在多種的模式生物上，節省許多研究資源；在臨床醫療上，更開啟另一個境界，改以直接阻斷蛋白質表現的方法進行治療。並讓人們瞭解到基因調控的另一個可能性，開啟了分子生物與基因療法展嶄新的一章。

黃才芳：就讀台大分細所
吳益群：任教台大分細所

基因改造敲開疾病研究之門

文｜蔡曜聲、蔡佩珍

2007年諾貝爾生理醫學獎得主卡佩奇、埃文斯以及史密西斯，
因建立小鼠基因標定技術，創造出「基因剔除小鼠」，
使以往生物醫學研究方法產生關鍵性的突破而獲獎。

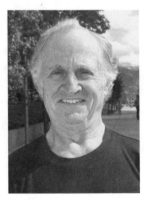 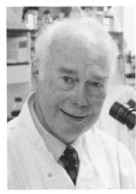 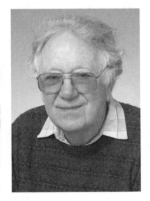

馬里歐・卡佩奇
Mario R. Capecchi
美國
哈佛醫學院、猶他大學

馬丁・埃文斯
Martin J. Evans
英國
劍橋大學、加地夫大學

奧利弗・史密西斯
Oliver Smithies
英國、美國
多倫多大學、北卡羅來納
大學教堂山分校
(諾貝爾基金會提供)

1980年代的兩項重要發明，變動了整個生物醫學領域！

結合了哺乳類細胞基因標定以及胚胎幹細胞培養兩項技術，使得科學家們創造出「基因剔除小鼠」，以針對特定的基因進行研究。藉由標定和移除特定基因，研究者能夠發現一旦失去某特定基因，生物所會發生的影響。筆者於2000~2006年美國留學期間，加入奧利弗·史密西斯（Oliver Smithies）及梅伊達（Nobuyo Maeda）夫婦所創立的實驗室，實際參與了建立人類代謝性疾病的小鼠模式。筆者對這段美國科學研究的旅程，不僅感到充實，且深深感受到史密西斯對科學的熱愛，以及其身為科學家的風範。

◉ 訂製人類疾病小鼠

小鼠基因標定技術為熟知的基因剔除技術，在2007年獲得諾貝爾生理與醫學獎的青睞。利用小鼠的胚胎幹細胞，科學家能夠針對特定基因進行修飾作用。而發展出此項技術的三位科學家：美國猶他大學的馬里歐·卡佩奇、英國加地夫大學（Cardiff University in United Kingdom）的馬丁·埃文斯，以及美國北卡羅來納大學教堂山分校（University of North Carolina at Chapel Hill）的奧利弗·史密西斯，則共享了這份榮耀。

隨著基因標定技術的發展，科學家幾乎可以針對小鼠基因體進行任何DNA修飾動作（圖一），如此便能釐清某一基因在人類健康與疾病上扮演的角色。迄今，已有超過一萬個小鼠基因利用了基因標定技術進行研究，而這樣的基因數目，已將近哺乳類動物基因總數的一半！這項技術目前已被利用在許多人類疾病的研究上，像是心血管疾病、神經退化性疾病、糖尿病以及癌症等。對於未來，國際間也已有了合作計畫，預計在2010年以前於小鼠達成約兩萬個基因剔除的目標！

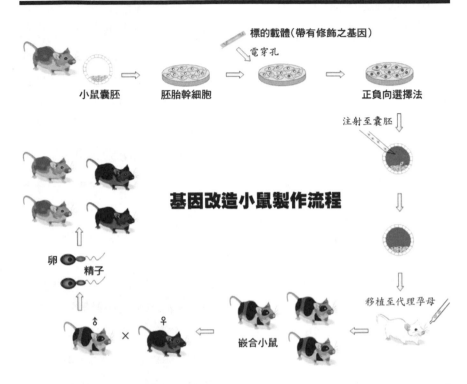

圖一　基因改造小鼠製作流程。操作這項技術，科學家必須先將變異的基因片段送入小鼠胚胎幹細胞中。經過適當的篩選以及培養，基因修飾過的胚胎幹細胞會利用微注射技術送到小鼠囊胚中，並進一步植入代理孕母。代理孕母所產下的小鼠，被稱為嵌合小鼠，而已經被修飾過的基因則可以利用遺傳的方式，透過繁殖方法傳遞給子代。

● 1980年代的研究：創新、和諧及美妙的三重奏

有許多方法能運用來進行基因修飾動作。同源重組是發生在兩個序列極度相似的DNA片段上，彼此重新排列而進行互換。運用同源重組的原理，我們能將特定的DNA片段放在預定的位置上。事實上，1958年賴

德堡（Joshua Lederberg）正是利用細菌的研究，發現了同源重組的現象，而獲頒了諾貝爾獎。然而，哺乳類細胞的同源重組效率並不是很高。在1980年代初期，史密西斯試圖利用修補突變基因的方式，治療遺傳性疾病，即現今所謂的基因治療。在這樣的目標下，史密西斯發現哺乳類細胞內的基因，確實能被標記並置換。他將這項重大的發現發表在1985年的《自然》期刊上，證實他是如何成功地在紅白血病細胞當中利用同源重組的方式，將一個質體插入染色體上的 β-globin 基因。

同一時期，卡佩奇在1982年也獨立觀察到在哺乳類細胞中，被轉入的DNA能與染色體上的親源序列進行同源重組。隨後在1986年，卡佩奇更證實了藉由特殊篩選機制，同源重組的發生頻率應足以直接應用在哺乳類的基因操作上。

因此在1986年以前，史密西斯與卡佩奇所發展的技術，已能應用在哺乳類細胞層級，但卻還不足以製造出基因改造的實驗動物。若要能夠順利製作出基因改造的實驗動物，仍有待另一項關鍵的突破——胚胎幹細胞極具潛力，能發展成為個體的細胞。

早在1981年，另一位科學家埃文斯就成功地從小鼠胚胎中，分離出小鼠胚胎幹細胞。1984年，埃文斯與其團隊更在《自然》期刊發表，證明經過分離以及培養的胚胎幹細胞，能夠藉由注射方式送回小鼠的囊胚，並且移回代理孕母體內，進而產生含有由胚胎幹細胞繁衍的嵌合小鼠。緊接著在1986年，埃文斯試著將病毒基因轉入胚胎幹細胞中進行基因修飾，結果也顯示病毒的DNA確實送入了胚胎幹細胞，經過嵌合小鼠，最後出現在小鼠的生殖細胞。

在1985年，史密西斯便與埃文斯電話連絡，並且討論合作的可能。埃文斯隨即停止他的實驗，帶著胚胎幹細胞樣本飛往美國。埃文斯剛回

到英國不久，卡佩奇也立刻去英國拜訪了埃文斯，並向他請教了胚胎幹細胞的相關技術。兩年後，1987年史密西斯首度利用培養的胚胎幹細胞，利用同源重組的原理，成功修正了HPRT突變基因（一個造成萊施—耐恩二氏症候群的關鍵性遺傳性突變基因）。同年，卡佩奇也在胚胎幹細胞中，利用neomycin抗生素耐受基因，終止了正常的HPRT基因的功能。置入抗生素耐受基因的策略，使得基因重組的過程當中能進行正負篩選動作（圖二），而這樣的設計則納入了現今大部分的基因剔除固定流程之中。

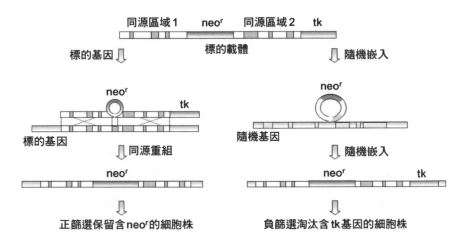

正負向篩選法

圖二　正負向篩選法。卡佩奇在1988年發展出一種現今普遍運用於基因標的技術的「正負向篩選法」，來增加篩選具改造基因之胚胎幹細胞的機率。利用對neomycin（neoʳ）產生耐受性的DNA片段取代並中斷標的基因的exon，並將胸腺嘧啶核（thymidine kinase; tk）的DNA片段置於尾端。若與標的基因進行同源重組後，會產生只具neoʳ基因的DNA片段，而與隨機基因進行隨機嵌入，則會產生含neoʳ和tk基因的DNA片段。

1987年，史密西斯及卡佩奇兩個研究團隊，各自將他們在胚胎幹細胞所進行的基因操作技術發表在兩篇重要的文獻上。而後在1989年，HPRT基因修正小鼠及其他基因剔除小鼠，分別誕生於史密西斯及其他研究群的實驗室。這一群基因改造及剔除小鼠的誕生，也開啟了基因遺傳研究的新紀元。

◎ 新技術突破化被動為主動

在基因標定技術發展以前，我們只能透過人類或是動物體上自然出現的基因突變，瞭解某個特定基因的功能角色，使得科學家的研究處於被動。並且，由於只能利用遺傳法則的關聯分析，以及統計學的關係計算，部分的特定基因也只能曖昧地牽扯進某種疾病。儘管過去也可以利用添加的方式調整基因產量，來瞭解基因功能，但卻無法解決基因與疾病之間的因果關係。憑藉著剔除特定基因進而瞭解基因功能，便可區分基因與疾病之間的因果關係，或是相互的作用。這使得科學家能夠利用實驗方法主動的去測試基因功能，並且驗證所建立的假說。

卡佩奇、埃文斯以及史密西斯的重大發展，徹底改變了當代的生物醫學研究，也因為他們建立了小鼠的基因改造模式，後續其他研究群更產生了相當多的基因改造小鼠，使得越來越多的研究者捨棄大鼠，轉而利用小鼠作為研究模式。這項技術的運用在生物醫學領域也飛快成長。而對於解決人類疾病的問題，新的治療機制將被建立在基因標定小鼠模式的基礎上。毫無疑問地，「訂製小鼠」將引領生物醫學研究的進步（圖三），造福了整個生物醫學界，除了提供轉譯醫學的豐富平台，並且點亮你我的未來。

訂製人類疾病小鼠

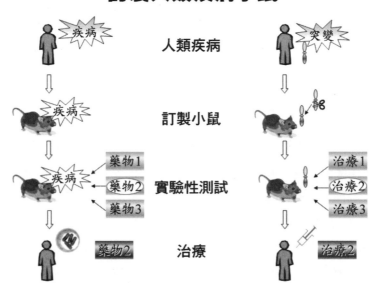

圖三　訂製人類疾病小鼠。假設科學家能夠訂製一個客製化的實驗動物來進行測試，並尋找合適的治療方式，那麼對於人類疾病的治療將會有重大的進展。此外，人類疾病中發現的特定基因突變，我們也可置入小鼠模式，進一步測試各種不同的治療方法。在1980年代的一連串重要技術發展，使得生物醫學研究得到了一個無往不利的神兵利器。

◯ 近觀諾貝爾獎得主：奧利弗‧史密西斯

　　1996年，筆者在吳華林與施桂月教授的指導下，畢業於成功大學醫學院生物化學研究所。當筆者進行到碩士論文的最後部分時，面臨了一個難解的問題：要如何將已研究出的基因工程蛋白質，實際應用在治療人類疾病？這是一個很實際的問題，也是我們作生物醫學研究的終極目標。在真正應用到人類試驗之前，須先建立一個動物實驗模式，針對研

究出的物質進行測試。這是筆者開始認真思考關於動物實驗的可能。

經過幾分考慮，在2000年筆者決定投身於美國北卡羅來納大學教堂山分校的病理學系，參與研究計畫。基於針對動物實驗的熱誠及喜愛，筆者的第一選擇就是梅伊達博士所屬的實驗室，因為梅伊達博士所建立的脂蛋白元-E（apolipoprotein E）基因剔除小鼠，正被廣泛利用在動脈粥狀硬化的研究上。然而，筆者在一開始的幾個月並不快樂，原因很簡單——來自課堂的壓力、語言不通以及對於動物實驗的陌生。實驗室裡的儀器及整體環境都與筆者原本所想像的不同，遠遠超出最早筆者對於美國科學夢的預期。「放棄」這兩個字停留在腦海好一陣子，揮之不去，直到有天筆者想通了，為什麼這個實驗室的成員都喜歡待在這裡？一定是有它的好，只是筆者沒有注意到而已。

2001年初的冬天，當時仍是筆者未婚妻的蔡佩珍博士來到北卡大學找我，也因此我們與梅伊達博士及她的丈夫（也就是奧利弗・史密西斯，下文以奧利弗稱呼）有了一次餐敘經驗。在聊天的過程中，筆者發現奧利弗竟是如此地謙虛而平易近人！他也說起了過去發生的故事，而那彷彿就像是我們在生物醫學課本裡面看到的一切！

◎ 平易近人下的不凡成就

奧利弗於1925年出生於英國，並且從小就想當個發明家。1950年他在加拿大的多倫多大學接下了第一份工作，並且開始他人生中第一個重大的發明。他最早的計畫是關於胰島素的研究，他相信胰島素是來自於一個前驅物質，而為了驗證他的想法，他必須找出可以將胰島素和胰島素前驅物質區分的方法。有一天，奧利弗總算是想出了解決方法，他利用煮過的馬鈴薯澱粉形成的膠體，放入胰島素於膠體中，經由電流使

其達到分離的效果,因此發展出高解析度膠體電泳的技術。這個點子在1955年公布,並且成為日後最常被引用的生物科學文獻。高解析度膠體電泳技術的開發,也使得奧利弗獲得著名的蓋爾德納基金會國際獎(Gairdner Foundation International Award)。

藉著好用的研究工具,奧利弗開始觀察:是否蛋白質會受到遺傳因子的影響而出現變異。在膠體電泳中,他發現血液裡肝球蛋白(hepatoglobin)出現的對偶基因變異,是因為染色體重組互換造成的結果。他利用自己製作的簡易聚合鏈鎖反應儀(PCR),選殖出第二個人類基因——胎兒球蛋白基因(fetal globin gene)。他的證據指出,胎兒球蛋白的對偶基因變異,是由於同源重組現象所造成。這個現象,使他從一個蛋白質化學家變成了蛋白質遺傳學家,也使得他開始致力於同源重組的研究。

那次餐敘過後,奧利弗給筆者的印象,就不單純地只是指導教授梅依達的先生而已,也因此我時常觀察他,並向他學習。那年9月的某一天,實驗室裡有個大型的慶祝,北卡大學的校長、醫學院院長和病理系主任都跑來了實驗室,隨後筆者才知道是奧利弗獲得了拉斯可醫學獎(Albert Lasker Medical Research Award),通稱是美國的諾貝爾獎。突然間,我明白到奧利弗有多麼不平凡,儘管他平常是那樣地平易近人。

● 對科學無止盡的好奇與熱誠

奧利弗在實驗桌上的態度,也讓筆者得到很大的啟發,筆者寫作這篇文章時已八十二歲高齡的他,仍然每天親自做實驗。他依然使用著過去他發明的乾式膠體電泳,並且還使用著他開發製作的溫度循環水槽進行聚合鏈鎖反應,那是在聚合鏈鎖反應自動機器還沒有被發展出來前就

已架好，是歷經二十年歲月的古董。他就只是熱愛在工作中，並且渴望瞭解現象是如何發生的。「並不是成就感，」奧利弗解釋：「好奇心讓我想要用這樣的工作態度，嘗試去解決問題，並且獲得解答。」他接著說：「當你置身在研究工作當中，每一天都有件事物能讓你享樂其中，那麼科學研究就一點也不會無聊，因為每天都有新的發現在等著你。」

　　奧利弗向我們分享他最愛的三樣興趣：做科學、和太太一起吃午餐，以及開著他的小飛機在天空翱翔。不過大家都不太敢領教他的飛航功力，包括他的太太也是，但是奧利弗還是常常找我們陪他一起飛行。奧利弗說：「當你飛翔在雲層之中，卻只能完全依靠簡單的儀表找出你現在的所在位置，那種感覺就好像是在伸手不見五指的暗房裡，透過顯影劑等待實驗結果在底片出現一樣。」奧利弗以撥雲見日來形容他看到重要實驗結果的那一刻。透過這件事也可以知道，奧利弗內心是急切地想看到問題的結果，並且想得到真正的解答。

● 一位真正的科學家

　　奧利弗教導筆者論文寫作的方式也令人印象深刻。某個週六，他花了整個下午的時間，從我的原稿上把不恰當的單字一一改正出來，並且立刻翻出字典找出每個單字，告訴我它們的正確定義。自從那個下午之後，筆者知道了如何更正確地使用英文單字。奧利弗的耐心，也在我們實驗室的例行會議中顯現無遺。關於腎小球過濾速度的觀念，我們已聽了快要上千遍，然而他還是很仔細地敘述清楚，他盡其所能地讓會議室裡的每個人都清楚現在討論的癥結，特別是那些剛來實驗室的新鮮人。

　　在這一次諾貝爾獎慶祝派對上，實驗室成員對於奧利弗的成功找出了三個關鍵：努力工作、熱愛科學，以及擁有個好賢內助（奧利弗立即

更正為美好的賢內助）。一路走來，奧利弗不斷找出關鍵問題，並靠著雙手實作找到答案，他提出了創新的解決方法，並且製造出影響深遠的重要發明與發現，幫助了生命科學研究上的突破（圖四）。他是筆者所見過最紳士而慷慨無私的人，並且不愛自吹自擂。若沒有遇到奧利弗，筆者的美國科學研究旅程也許就得不到那麼多的收穫（圖五）。從奧利弗身上，我明白一個諾貝爾獎得主也能夠如此謙虛、仁慈及平易近人。奧利弗以及梅依達所教導的不只是在研究實務上，更讓我知道科學家應有的態度及作法。筆者會謹記這樣的科學精神，並且貫徹在日後的專業研究。（繪圖：江滿津；翻譯：張程翔）

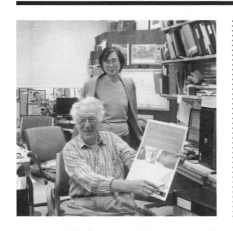

圖四　奧利弗與妻子梅依達和2007年諾貝爾生醫獎慶祝海報的合照。

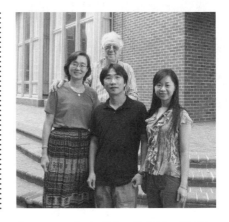

圖五　2006年奧利弗、梅伊達、筆者和佩珍（由左至右）拍攝於筆者的送別會後。（作者提供）

參考資料：

1. Smithies, O., Gregg, R.G., Boggs, S.S., Koralewski, M.A., and Kucherlapati, R.S., Insertion of DNA sequences into the human chromosomal beta-globin locus by homologous recombination, *Nature* 317, 230-234, 1985.
2. Thomas, K.R., Folger, K.R., and Capecchi, M.R., High frequency targeting of genes to specific sites in the mammalian genome, *Cell* 44, 419-428, 1986.
3. Evans, M.J., and Kaufman, M.H., Establishment in culture of pluripotential cells from mouse embryos, *Nature* 292, 154-156, 1981.
4. Bradley, A., Evans, M., Kaufman, M.H., and Robertson, E., Formation of germ-line chimaeras from embryo-derived teratocarcinoma cell lines, *Nature* 309, 255-256., 1984.
5. Doetschman, T., Gregg, R.G., Maeda, N., Hooper, M.L., Melton, D.W., Thompson, S., and Smithies, O., Targetted correction of a mutant HPRT gene in mouse embryonic stem cells, *Nature* 330, 576-578, 1987.
6. Thomas, K.R., and Capecchi, M.R, Site-directed mutagenesis by gene targeting in mouse embryoderived stem cells, *Cell* 51, 503-512, 1987.

蔡曜聲：成功大學臨床醫學研究所
蔡佩珍：國家實驗動物中心

2008

揭開致病原的面紗——
人類乳突病毒與愛滋病毒

文｜陳宜民

人類乳突病毒及愛滋病病毒的發現，
讓疾病的預防及診療得以發展，
三位科學家因此獲頒2008年的諾貝爾生醫獎。

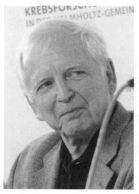
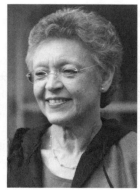
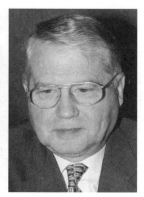

楚爾郝森
Harald zur Hausen
德國
德國癌症研究中心
（楚爾郝森提供）

芳絲華・巴赫－桑努希
Françise Barré-Sinoussi
法國
巴斯德研究所病毒學系
（芳絲華・巴赫－桑努希提供）

蒙塔尼埃
Luc Montagnier
法國
世界愛滋病研究與預防基
金會
（蒙塔尼埃提供）

2008年的諾貝爾生理醫學獎在10月初於瑞典卡洛林斯卡學院諾貝爾大會公布，這年諾貝爾生醫獎創百年以來的紀錄，破天荒地頒給兩種不同病毒研究的貢獻，獲獎者分別為發現人類免疫不全病毒第一型（human immunodeficiency virus-1, HIV-1，俗稱愛滋病病毒）的法國科學家芳絲華‧巴赫—桑努希和蒙塔尼埃，以及發現人類乳突病毒（human papillomavirus, HPV）的德國科學家楚爾郝森，以表揚他們對醫學進步的重大貢獻。

◎ HIV與AIDS

HIV最初是在病患的淋巴細胞中發現，這類病患在感染初期具有淋巴結腫大的現象，在後期時於血液中就可以檢驗出病毒的存在。HIV也是第一個被發現的人類慢病毒（human lentivirus），它會破壞人體免疫系統中的巨噬細胞與淋巴細胞，導致免疫細胞大量減少，使得患者無法抵抗各種機緣性感染的疾病而死亡。由於桑努希與蒙塔尼埃及其他科學家的努力，確認HIV為愛滋病的病原體，日後才得以進一步發展診斷工具，瞭解HIV的致病機轉，並研發出有效的治療方法。目前愛滋病患者多以雞尾酒療法來治療，雖然已有很好的成效，但仍舊無法根治。相較於子宮頸癌已有HPV疫苗可以預防，愛滋病的疫苗始終沒有突破性的進展，這或許也是這次「諾貝爾獎基金會」的用心良苦吧？

◎ 愛滋病的發現

1981年，在美國加州大學洛杉磯校區的附設醫院，有一位住院醫師發現病房裡同時住進五位年輕的男病人，他們都感染了肺囊蟲肺炎，並有嚴重免疫缺乏的情形。他報告到當地衛生局，之後美國疾病管制及預

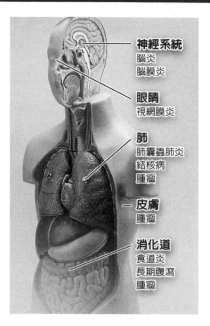

神經系統
腦炎
腦膜炎

眼睛
視網膜炎

肺
肺囊蟲肺炎
結核病
腫瘤

皮膚
腫瘤

消化道
食道炎
長期腹瀉
腫瘤

愛滋病主要症狀。（典匠授權）

防中心（CDC）在其官方雜誌《發病及死亡率週報》（*MMWR*）上發布
這一消息。由於當時此疾病陸續在許多男同性戀身上發現，因此也被稱
為男同性戀癌症（gay cancer）。這些免疫缺乏的感染者會持續衰弱，感
染各種常見的致病原，包括細菌、病毒、寄生蟲等。這些所謂的機緣性
感染在一般人身上並不會造成嚴重的症狀，甚或會自然康復；但這群免
疫力缺乏的感染者，卻會產生嚴重的症狀，甚至是致命性的感染，例如
卡氏肺囊蟲肺炎（pneumocytis carinii pneumonia）與卡波西氏肉瘤
（Kaposi's sarcoma）。後來經由流行病學的調查，歸納出這個疾病的傳染
途徑包括輸血、性行為、共用針頭以及母子垂直傳染。

　　繼1981年美國的報導，此疾病也逐漸在其他國家發現。1982年，法國也出現相似病例，使得法國醫界開始注意到這個問題。由於當時對其傳染途徑及致病機轉都不清楚，因此試圖利用病歷對照研究，從病人的臨床症狀中找出造成此疾病的可能病原體，但是在逐一篩選並檢驗所有可能的病原體後，均宣告失敗！此時，一個關鍵性的人物——侯森朋醫師（Willy Rozenbaum）改變了一切。

　　侯森朋工作於法國畢夏醫院（Bichat hospital），他發現得到此病的人常出現淋巴結腫大的症狀，認為這個疾病應該是由一種新的病毒所引起。因此他到巴斯德研究所（Pasteur Institute）舉辦了一場研討會，闡述他的想法，希望能引起醫界的重視，同時也試圖去說服許多病毒學家與他一起研究，找出引起此疾病的病原體。透過朋友的介紹，侯森朋醫師的理論得到雪曼博士（Jean-Claude Chermann）與巴赫—桑努希的支持，後者當時是蒙塔尼埃在巴斯德研究所實驗室中的研究人員。蒙塔尼埃的實驗室當時著重於腫瘤病毒學，特別是反轉錄病毒（retrovirus）與癌症相關性的研究。在蒙塔尼埃決定要幫助侯森朋醫師從事這方面的研究工作後，侯森朋立即在畢提醫院（Pitie Salpetriere hospital）取得淋巴結腫大病患的切片組織，並將此檢體送到蒙塔尼埃實驗室，由巴赫—桑努希負責病原體培養的工作。

　　同一時期，美國CDC與衛生部門合作調查，認為此疾病是經由性行為傳染，而且可能透過患者的精液傳播。但是意外的事發生了，1982年他們發現有些血友病患竟然得到此病，還有曾因開刀輸過血的婦女也得到此疾病。1983年1月4日CDC召開會議討論這個疾病並宣布他們的發現，由於此疾病尚未有個正式的名稱，在會議上禾拉醫師（Voeller）建議將此疾病稱為「後天免疫缺乏症候群」（acquired immunodeficiency

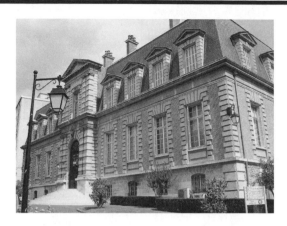

位於法國巴黎的巴斯德研究所，桑努希與蒙塔尼埃
在此發現愛滋病病毒。（圖片來源：維基百科）

syndrome, AIDS）。

◎ 愛滋研究在法國──愛滋病病毒為反轉錄病毒

此時，巴斯德研究所的研究團隊從臨床檢驗的數據中發現，得到此
一疾病的患者，其CD4$^+$淋巴細胞數目有極大的改變，降到幾乎為零，因
此他們推測CD4$^+$淋巴細胞是這個病毒攻擊的目標，而這些CD4$^+$淋巴細
胞也存在於腫大的淋巴結裡。蒙塔尼埃利用正常人周邊血液裡的白血球，
培養侯森朋醫師送來的切片組織，然後將細胞培養的上清液交給巴赫─
桑努希去做反轉錄（reverse transcriptase）的測試，因為在當時，美國
有一些研究證據顯示，大家要尋找的病原體，是一隻新的反轉錄病毒。

大約經過三個星期，他們發現此病毒的確具有反轉錄酶的活性，且
會造成培養的淋巴細胞死亡，然而此現象很快就不見了！研究團隊立即

召開緊急會議討論解決的辦法，最後決定使用健康捐血者的白血球，加入此病毒培養液中，果然又再度偵測到反轉錄酶活性，而且也觀察到因病毒造成的細胞病變（cytopathic effect, CPE），證實此病毒為一種反轉錄病毒。另一方面，負責電子顯微鏡檢查的道各博士（Charlie Dauguet），從病毒培養上清液中，成功拍攝到此新型反轉錄病毒的電子顯微鏡照片。根據電顯照片的比較，蓋羅博士（Robert Gallo）先前發現的人類嗜T淋巴細胞病毒第一型（human T-cell leukemia/lymphotropic virus type I, HTLV-1）的核心是圓的，而他們找到的病毒核心具有錐形結構，顯然是一種新的反轉錄病毒。

❍ 承先啟後 三位美國學者的研究

1981~1982年，在美國由於感染愛滋病與患病致死的人數一直增加，許多研究人員開始重視這個問題，試圖找出此新病毒。法蘭西斯博士（Don Francis）為筆者在哈佛公衛學院時的學長，當時為美國CDC的研究員，也在尋找引起此病的病毒，而筆者的恩師艾瑟斯博士（Max Essex）為當時哈佛大學公衛學院的教授，也是研究動物與人類反轉錄病毒的專家。

法蘭西斯與艾瑟斯討論，根據這個疾病的幾種特性：（一）會導致惡性腫瘤的發生，例如卡波西氏肉瘤；（二）會造成免疫功能抑制；（三）需要很長的潛伏時間；（四）藉由性行為傳染；歸納出這個病原體可能是一種新的病毒，且很可能是一種反轉錄病毒。艾瑟斯博士在1982年3月將此訊息告訴在美國國家衛生院工作的蓋羅，引起他對此一新興病毒的興趣。

蓋羅博士是美國知名的反轉錄病毒學家，為美國國家癌症研究所

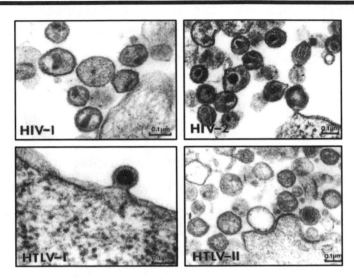

目前被發現的四種人類反轉錄病毒的電子顯微鏡照片。(作者提供)

（National Cancer Institute）的研究員。由於蓋羅的姐姐死於白血病，使他立志投入白血病的研究。他在與發現反轉錄作用而獲得諾貝爾獎的巴耳提摩（David Baltimore）對談後，開始對反轉錄病毒產生濃厚的興趣。1976年，他找到一個新的T細胞生長激素（後稱為IL-2），成功利用此一激素發展出體外培養T細胞的方法。此方法使得科學界在研究感染T細胞相關病毒的實驗更加容易，而蓋羅博士也因此分離出HTLV-1。

● 美法之爭——誰先找到愛滋病毒？

1983年的1月，在法國巴斯德研究所由蒙塔尼埃領導的研究團隊，將他們發現與造成人類免疫缺乏症候群有關的病毒，命名為淋巴結病變相關病毒（lymphadenopathy associated virus, LAV）。他們的研究結

果後來於1983年5月發表在《科學》期刊上。法國團隊證明此病毒為一種感染人類的新反轉錄病毒，蒙塔尼埃並將此訊息告知蓋羅，他說：「我們從愛滋病病人的檢體找到一種新的人類反轉錄病毒，與你之前發現的HTLV不同。我們利用HTLV的抗體與此病毒做交叉反應，發現兩者並無關聯，因此我們很確定其為新的人類反轉錄病毒。」當時蓋羅回覆蒙塔尼埃，他也正在尋找引起愛滋病的病毒，認為其可能是HTLV的一種，亦將要投稿到《科學》，希望蒙塔尼埃能將檢體與他們發現的資料寄一份給他進行確認。

1983年的6月、9月與11月，蒙塔尼埃實驗室陸續寄了LAV相關檢體給蓋羅的實驗室，希望他們能協助確認，而蓋羅的實驗室也利用IL-2與正常人的白血球共同培養，成功培養出LAV。但由於蓋羅對愛滋病的成因一直有一套自己的理論，因此他也於1983年12月發表文章在《科學》期刊，闡述引起愛滋病的是一種HTLV型的病毒。1984年4月，蓋羅與美國衛生部副部長黑克勒（Margaret Heckler）舉行記者招待會，宣布蓋羅的實驗室發現導致愛滋病的病原體，稱為人類嗜T淋巴細胞病毒第三型（human T-cell lymphotropic virus type III, HTLV-3），並且宣稱已發展出幾乎能百分之百檢測出此病毒的試劑。

在發表的會議上，蓋羅秀出由電子顯微鏡拍攝的HTLV-3的照片，但由於其形態與HTLV-1及HTLV-2差異甚大，很難認定此新型的反轉錄病毒和HTLV-1/2具有很高的相關性。後來調查發現，當時蓋羅所秀的HTLV-3照片，是由蒙塔尼埃實驗室所提供。由於美國與法國兩個實驗室曾共同擁有檢體，最後雙方同意共同發表並簽署聲明書。1984年4月，《科學》同時刊登蓋羅與蒙塔尼埃雙方實驗室發表的文章。後來，法國團隊為證明蓋羅所發現的HTLV-3事實上就是他們當時所發現的LAV，他們

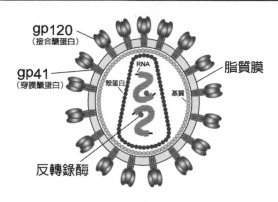

HIV構造簡圖。（圖片來源：維基百科）

利用分子生物的技術將病毒的DNA序列全長定出，於1985年2月宣布，經過序列比對證實兩者幾乎百分之百相同，如此也證實了蓋羅的病毒是來自於法國的實驗室。

1985年，一種血液篩檢試劑在美國上市，該試劑能用來檢驗人類血液中對抗HIV的抗體。但這也讓法國巴斯德研究所控告美國蓋羅實驗室不正當使用他們給予的檢體與病毒來發展此試劑，因為法國團隊比美國團隊早五個月前（1983年12月），就已研發出此血清診斷試劑，並且向美國申請專利，卻遲遲沒有回應，而美國政府竟然將專利發給比較晚才申請的蓋羅實驗室，此舉令法國非常不滿，立即採取法律訴訟行動。爭議持續了三年，最後由雙方政府外交部高層協商，決議由雙方政府共享此專利。

● 研發愛滋病疫苗的漫長道路

巴赫—桑努希與蒙塔尼埃的研究成果，使科學家得以迅速定出且選

殖出第一型HIV（HIV-1）的基因體，有助於後人瞭解病毒感染宿主的過程，更藉此發展出抗病毒藥物與診斷試劑，以篩檢血液，檢驗病患是否得病，確保輸血的安全，減少傳染的機率。1996年，何大一博士發明了愛滋病雞尾酒療法，已能有效抑制愛滋病患者體內的病毒並延長患者的壽命。目前利用HIV基因序列的比對與演化分析，可以瞭解此病毒的起源、演化等相關訊息，據推論HIV可能是在20世紀初期，自非洲的黑猩猩傳染至人類身上，但為何自1980年代開始大流行，目前仍是個謎。

藉由病毒與宿主細胞之間感染機制的研究，也使科學家更加瞭解HIV如何躲過免疫系統的偵測。目前的研究認為，由於HIV可破壞淋巴細胞的正常功能，其突變速度驚人，而且可將自身的基因體嵌入，潛藏於宿主細胞基因體中；因此，即使接受長期抗病毒治療，也難以將病毒自患者體內根除。不過這方面相關研究已提供科學家更多線索，來發展愛滋疫苗及消滅潛伏病毒的方法。

然而，不同於子宮頸癌疫苗的發展，愛滋病疫苗的發展之路仍舊遙遙無期。巴赫—桑努希獲獎後表示，她對愛滋病疫苗的研發感到悲觀，她說：「我們二十五年前發現愛滋病毒時，天真地以為很快就可以預防和治療。」截至目前為止，全世界已有許多研究單位積極研發預防性與治療性的愛滋病疫苗，不過多屬實驗階段，有的在臨床試驗就宣告失敗。因此，愛滋病疫苗研發仍有一段長遠的路要走。

◎ 楚爾郝森與HPV

楚爾郝森博士出生於德國西部的蓋爾森基興（Gelsenkirchen）。當他還是個醫學院學生時，就對感染性疾病與微生物領域產生極高的興趣，1960年畢業後，他積極投入科學研究工作。當時對病毒在癌症中扮演的

角色仍不清楚,身為一個年輕的研究員,他開始研究病毒感染與各種癌症的關係。

　　1970年時期,楚爾郝森的研究有了突破性的發展,他發現巴氏淋巴瘤(Burkitt's lymphoma)的細胞能夠持續感染,而且成功地在不產生病毒(non-virus-producing)的巴氏淋巴瘤細胞中偵測到EB病毒(Epstein-Barr virus, EBV)的DNA。之後,他陸續在鼻咽癌與上皮細胞癌的組織裡發現EBV的存在。他假設如果腫瘤細胞中含有致癌病毒,那麼病毒DNA就會嵌入宿主細胞的基因體。

　　從1970年開始,他著重於研究人類乳突病毒(HPV),這是一種與皮膚疣相關的病毒,在臨床上很難人工培養。同時,他也發現HPV不是單一型別的病毒(目前知道HPV具有106種基因型)。他一開始的研究認

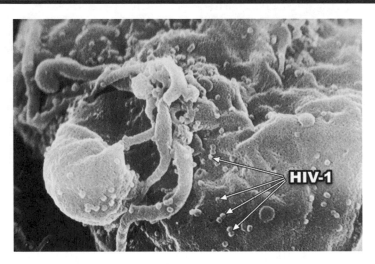

HIV-1(箭號所指)由體外培養的淋巴細胞中釋出,為掃描式電子顯微鏡圖。(圖片來源:CDC)

為，子宮頸癌和單純皰疹病毒（herpes simplex virus, HSV）是不相關的，後來在一場研討會上，一位來自芝加哥的研究人員告訴他，他們發現在子宮頸癌的檢體中，約有40%能夠找到HSV，並指出郝森對實驗的敏感度不夠。這是他研究生涯的一個低潮，不過如此的打擊卻也激發他對子宮頸癌的興趣。

1977年，他的研究團隊從生殖道疣中找到HPV-6，然而HPV-6並不存在子宮頸癌中；之後又發現HPV-11，但是與子宮頸癌相關性仍低。最後，郝森實驗室的學生德斯特（Mathias Durst），成功從子宮頸癌組織切片中選殖出HPV-16，他們隨即分析手上所有的子宮頸癌組織切片，發現將近50%的組織切片都有HPV-16的存在。之後，郝森實驗室也分離出HPV-18，並發現17~20%的子宮頸癌發生都與其相關。後期的流行病學研究也證實HPV為子宮頸癌的致病原。

● HPV與子宮頸癌

HPV是一種常見的病毒，其中最為人熟悉的一類是經常引發手、足部疣的病毒。在已知的一百多種HPV類型中，大約四十種會感染生殖道，而目前發現HPV-16與18型，最容易導致子宮頸癌的發生。從子宮頸抹片與組織切片染色的結果發現，罹患子宮頸癌的女性體內約99.7%都能發現HPV，預估每年約五十萬名女性受到感染。

不僅女性會得到HPV，男性也會感染HPV而導致肛門癌、陰莖癌、口腔癌以及其他癌症。美國CDC的研究顯示：對有性生活的人們來說，一生中感染到HPV的風險至少有五成，大約70%的HPV感染新病例可在一年內康復。若患者體內的病毒無法被免疫系統清除，感染HPV的女性就容易發展成子宮頸上皮內贅瘤變異（cervical intraepithelial neoplasia,

CIN）和子宮頸癌。因此，HPV只是子宮頸癌發生的一個必要因素，而並非唯一的致癌因素。

由於大部分子宮頸癌的發生都是因為感染HPV所致，避免受HPV感染是保護女性遠離子宮頸癌最有效的預防方法。目前HPV-16與18型疫苗接近百分之百有效，主要是針對最容易導致子宮頸癌發生的HPV-16與18型製成，約70%的子宮頸癌患者均因感染這兩型HPV所致。

楚爾郝森的發現對於日後偵測與預防子宮頸癌提供了非常重要的根據，也促使HPV疫苗的研發，對抗子宮頸癌的發生。

● 子宮頸癌疫苗的意義

2004年11月，葛蘭素史克藥廠宣布，他們進行三年的HPV疫苗臨床試驗結果顯示，疫苗幾乎可百分之百對抗HPV-16與18型的感染。此外，默克藥廠的研究團隊在溫哥華國際乳突病毒的研討會上，也表示他們研發的疫苗在臨床試驗顯示有90%的保護率，可對抗HPV-6、11、16與18型。目前，全世界總共有八十二個國家通過核准HPV疫苗嘉喜（Gardasil），並已有十八個國家通過HPV疫苗常規接種的政策。

台灣衛生署也在2006年10月，通過由默克藥廠生產的四價子宮頸癌預防疫苗，此一疫苗可使用於九至二十六歲女性，以預防由HPV-6、11、16及18型所引起的感染，以及相關癌症與癌前期病變，除了建議女性施打之外，男性若接種HPV疫苗，亦可免於病毒感染以及相關疾病的產生，例如生殖器疣（俗稱菜花）等。

幾個月前，筆者曾接到一位婦運工作領袖的電子郵件，邀請我連署一份陳情表，內容有關她們質疑政府HPV疫苗的接種政策等等，我當時回信給她，提到：「若我有一個十二歲的女兒，我一定會讓她接受HPV

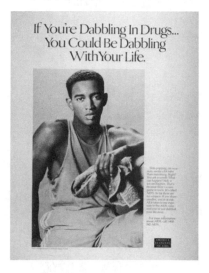

1989年美國CDC的宣導海報，指出藥物濫用者可能遭受愛滋病的威脅。（圖片來源：維基百科）

疫苗的接種。」並建議她多搜集國外的資訊，瞭解這個疫苗的好處，從「關懷弱勢婦女」的角度著眼，讓更多婦女能因為接種HPV疫苗而免於將來得到癌症。這也是諾貝爾基金會2008年頒獎給郝森博士的真正意義。

愛滋病的歷史

年份	大事記
1981	愛滋病患首度在美國洛杉磯被發現。五位年輕的男同性戀者感染了肺囊蟲肺炎等少見的機緣性感染疾病。
1982	後天免疫缺乏症候群（AIDS）取代了男同性戀免疫缺乏症候群（GRID）名稱。

1983	美國疾病管制及預防中心提出全面防護措施的指引，要求醫療人員遵守。
	第一個愛滋病病毒HIV-1由法國科學家芳絲華‧巴赫–桑努希與蒙塔尼埃分離出來。
1984	台灣出現第一位愛滋病患者，是一位過境的美籍人士。
1985	美國食品藥物管理局通過第一個HIV的血液篩檢試劑。
1986	美國食品藥物管理局通過第一個HIV的血液篩檢試劑。
1988	1月，台灣捐血中心開始全面篩檢HIV抗體。
1991	魔術強森於11月7日宣布自己感染了HIV-1。
1993	台灣首座民間愛滋病中途之家於台北成立。
1994	何大一發表HIV在人體內複製的動態資料，使我們對疾病及藥物治療的目標有更清楚的概念。
	台灣愛滋病中途之家由預防醫學學會——希望工作坊接手經營。
1996	ACTG076號臨床試驗的結果顯示，AZT對於預防HIV的母嬰垂直傳染有效。
	三合一混和治療（俗稱雞尾酒療法）的報告初次公布。
	何大一於12月30日被*Time*雜誌選為年度風雲人物。
1997	美國政府公布1996前半年愛滋病死亡人數降低13％，使得雞尾酒療法被廣泛接受。
	4月，台灣引進雞尾酒療法。
2000	全球愛滋病防治的注意力逐漸轉移到開發中國家的問題上。
	國際愛滋病研討會第一次在開發中國家（南非）舉行。
	台灣成立跨部會愛滋病防制委員會。
2001	6月，聯合國秘書長安南提出全球對抗愛滋病、肺結核及瘧疾基金（Global Fund）的構想，獲各國支持。
2002	全球華人愛滋病網路（GCAN）成立。
2003	台灣靜脈注射藥癮者感染HIV人數上升5倍，民間組織發出警訊。
2004	感染人數上升76％，台灣疾病管制局沒有即時反應。
2005	11月，感染人數上升120％，疾管局開始在4個縣市推動減害計畫。
2006	8月，全國開始推動減害計畫，感染人數下降10％。
2008	10月，法國科學家巴赫–桑努希與蒙塔尼埃發現HIV-1，獲得諾貝爾生醫獎。

參考資料：

1. Papillomaviruses and cancer: from basic studies to clinical application, *Nat Rev Cancer, vol. 2 (5):* 342-50, 2002.

2. Human papillomaviruses, *Annu Rev Microbiol.,* vol. 48: 427-47, 1994.

3.. A review of prophylactic human papillomavirus vaccines: Recommendations and monitoring in the US, *Cancer, vol. 113 (S10): 2995-3003, 2008.*

4. *Isolation of human T-cell leukemia virus in* acquired immune deficiency syndrome (AIDS), *Science, vol. 220 (4599): 865-7, 1983.*

5. *Isolation of a T-lymphotropic retrovirus from a* patient at risk for acquired immune deficiency syndrome (AIDS), *Science, vol. 220 (4599): 868-71, 1983.*

6. *HTLV-III, LAV, ARV are variants of same AIDS* virus, *Nature, vol. 313: 636-7, 1985.*

陳宜民：陽明大學微生物及免疫學研究所、愛滋病防治及研究中心

染色體DNA的守護者——
端粒與端粒酶

文｜康繼之、張大釗

端粒和端粒酶的功能在確保染色體DNA的完整複製，與老化及癌症相關。
三位科學家因解開其運作機制，獲2009年諾貝爾生醫獎。

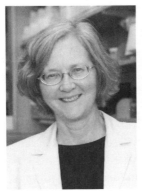

伊莉莎白・布萊克本
Elizabeth H. Blackburn
美國
加州大學舊金山分校
（布萊克本提供）

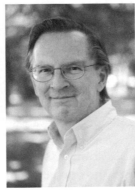

傑克・索斯塔克
Jack W. Szostak
美國
美國哈佛大學醫學院
（荷蘭皇家文理學院提供）

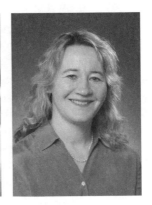

卡羅・格雷德
Carol W. Greider
美國
美國約翰霍普金斯大學醫
學院
（圖片來源：PRWeb）

雖說眼見為憑，但自然界的事物往往與我們所看到的表象不同。例如看似海藻上的一塊岩石，可能是一條有毒的魚；花園裡一朵美麗的花，可能是一隻等待著獵物的昆蟲；同樣的表象也發生在細胞中，負責人類遺傳訊息的染色體DNA看似是個靜止的結構，但其實染色體會隨著細胞的分裂不停地運作，尤其是染色體的末端——「端粒」，更是不停地縮短與延長，過程中蛋白質與端粒反覆結合與分離，整體的端粒結構亦是快速地改變。

這個變化看似不起眼，卻牽連著細胞分裂過程中染色體DNA的完整複製，同時也關係著老化與癌症。伊莉莎白・布萊克本、傑克・索斯塔克以及卡羅・格雷德這三位美國科學家，在端粒（telomere）與端粒酶（telomerase）的發現及研究，解答了DNA序列之所以能完整複製與預防分解的機制，而榮獲2009年的諾貝爾生理／醫學獎。

● 源自四膜蟲的發現

端粒與端粒酶的研究起源於1930年代，當時穆勒（Hermann Muller，1946年諾貝爾生醫獎得主）和麥克林托克（Barbara McClintock，1983年諾貝爾生醫獎得主）就發現染色體末端有種特殊的構造，似乎具有保護染色體的功能。穆勒結合希臘文中的「尾端」（telos）以及「部分」（meros）兩詞，成為目前我們所熟悉的「端粒」（telomere）這名詞，並定義其為染色體末端的DNA序列。儘管穆勒等人已經發現，缺乏這個尾端的保護會導致染色體末端相連，而使細胞分裂異常，影響到細胞的存活，但當時對其作用機制卻是一無所知。

到了1978年，布萊克本在研究四膜蟲（*Tetrahymena*，一種單細胞原生蟲）的染色體時，發現染色體的端粒是由一段重複的序列

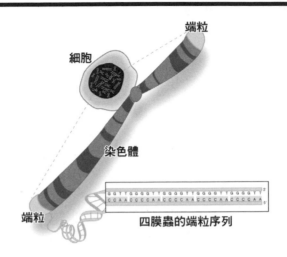

四膜蟲的端粒序列

圖一 　細胞核內包含多對染色體，所謂端粒即為染色體末端的DNA序列。布萊克本比喻，端粒就類似鞋帶最末端的扣環，可避免鞋帶末端發生磨損。（圖片來源：諾貝爾官方網站）

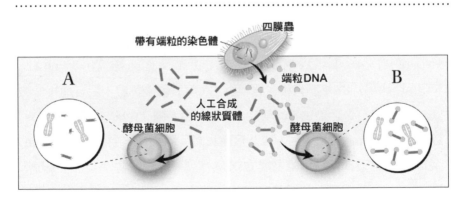

圖二 　以人工合成的線狀質體及由四膜蟲純化出的端粒序列進行實驗。（A）外來的質體容易被當成侵略物質，而在酵母菌細胞中被分解；（B）帶有端粒的線狀質體可維持完整而不被分解。（圖片來源：諾貝爾官方網站）

「TTGGGG」所組成;而索斯塔克在1980年發現,放入酵母菌的線狀質體會隨著時間快速地被降解。在1980年的一場會議上,布萊克本所發表的研究結果,吸引了索斯塔克的興趣,兩人因此展開合作。他們把從四膜蟲純化出的端粒序列「CCCCAA」放在線狀質體的末段,再將這樣的質體放進酵母菌中,結果驚奇地發現這些端粒序列能保護線狀質體的完整。尤其是端粒序列在跨物種間仍能作用,更驗證了長期以來未能證實的端粒保護染色體之機制。後來科學家也證明在大部分物種中──從原生生物到動植物的染色體末端,都有端粒序列存在。

● 末端複製問題

然而,端粒的「長度」不僅在不同的物種中不同,在同一物種的不同細胞中也皆不相同。進一步的實驗發現,端粒長度隨時間而逐漸縮短,這個現象使布萊克本、索斯塔克與夏培(Shampay)思考一個新的假設──「末端複製問題」(end-replication problem,圖三)。

細胞在分裂產生子代細胞的時候,必須要精準地完整複製其基因,才能轉錄出正確的RNA,再產生正確的蛋白質,使細胞能夠正常生存。然而根據DNA合成的研究發現,DNA合成僅能從5端(5')往3端(3')的方向合成,導致另一條DNA序列勢必無法完整複製到最尾端,會有一小段端粒序列無法被複製到,因此隨著細胞分裂,端粒會不停短少。如果端粒不停短少,到了某一代的細胞,染色體沒有端粒保護,最終將導致細胞死亡。如果真是如此,隨著地球生命演進,依端粒的長度判斷,許多我們熟知的單細胞生物(如藍綠菌),應該早就絕種了。或者我們也可以換個方式問:持續存活在多細胞生物中的生殖細胞(如精子和卵子),究竟如何維持其染色體的穩定?

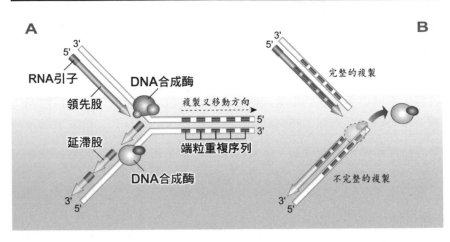

圖三 「末端複製問題」示意圖。DNA複製時，DNA合成只能從5端往3端的方向合成，且需要一小段RNA引子（primer）當DNA合成的前導，因此造成兩股DNA的複製方式不同。（A）DNA 複製時會先打開雙股螺旋，形成複製叉（replication fork），依著DAN合成的複製方向，分為連續的領先股（leading strand）及不連續的延滯股（lagging strand）。（B）領先股可完整複製到末端，但延滯股則因為DNA合成離開原本佔據的位置，而留下一段空隙無法複製，就是所謂的末端複製問題。（劉登祿繪製）

◎ 延長端粒的端粒

　　布萊克本、索斯塔克與夏培於後續的研究發現，雖然端粒的長度會隨著細胞分裂而縮短，但細胞似乎用了一種神奇的方法，可以維持端粒在一定的長度。當時有兩個可能增長端粒的模式，第一個模式假設，利用已知的DNA重組（recombination），能讓鄰近相同的重複序列進行類似基因轉化（conversion）的錯位，而使端粒延長；但布萊克本則傾向假設有一個未知的酵素，能進行延長端粒的功能。

　　1984年初，剛進布萊克本實驗室的博士班學生格雷德，與布萊克本仔細地進行了一系列結合四膜蟲萃取物與端粒的實驗。直到聖誕節當天，格雷德在混合著四膜蟲端粒（TTGGGG）₄與萃取蛋白質的電泳實驗中，發現端粒的長度真的被延長了！這表示他們預期中可合成端粒的酵素是存在的！在驚喜之後，他們還是仔細檢查實驗的每一個步驟與環節，重複證實他們真的發現了新的酵素。直到1985年，格雷德和布萊克本發表了實驗結果於《細胞》期刊後，才真正放心地慶祝這個令人興奮的發現。

　　這個新發現的酵素，於1987年正式命名為端粒（telomerase）。接著格雷德與布萊克本於1989年發現，端粒由RNA和蛋白所組成，其RNA序列正是「CCCCAA」，可當作端粒複製時的模板，而蛋白質的部分則具有反轉錄的酵素活性（圖四）。

　　1990年，布萊克本的實驗室進而發現，四膜蟲需要端粒酶以維持其不死；一旦端粒異常，則有端粒酶縮短及細胞死亡的現象發生。索斯塔克於同一時間也觀察到，端粒酶突變的酵母菌有類似的現象。接著陸續

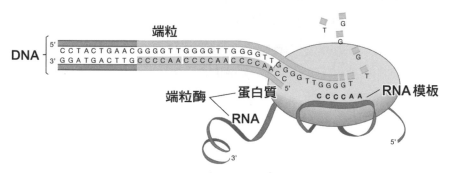

圖四　四膜蟲的端粒由RNA和蛋白所組成，其RNA序列為「CCCCAA」，可當作端粒複製時的模板，而蛋白質的部分則具有反轉錄的酵素活性。（圖片來源：諾貝爾官方網站）

有許多科學家發現，幾乎所有的真核生物——從酵母菌、老鼠甚至人類細胞，都有端粒酶的存在，且儘管物種間端粒酶的組成不同，但功能都是利用特定的RNA模板，以複製延長端粒酶序列。

◉ 老化與癌症

然而，大部分人類體細胞的端粒酶活性是難以測得的！格雷德的合作團隊發現，大多數的體細胞端粒酶長度，會隨著細胞複製而縮短，人類身體組織裡的端粒酶則隨年齡縮短。不過生殖細胞因為有端粒酶的作用，因此其端粒是保持恆定的。這些結果顯示，人類的細胞可能會「計算」每次複製端粒縮短的程度，當端粒縮短到某個長度時，細胞便會停止生長（圖五），也因此端粒長度縮短似乎與細胞和個體老化的成因有關。事實上，人類的生命長度遠超過細胞能夠分裂的次數，若由這點看來，端粒的縮短似乎不是主因，儘管如此，可以確知的是，人類的老化與部分細胞的衰老是息息相關的。

譬如常見的老人病動脈硬化，主要起因於動脈管壁經常受傷的細胞「用完了」其增生能力（因為端粒縮短到某一程度，就會產生訊息告訴細胞不要複製），而沒有新的細胞可以替補受傷的位置，僅存損傷且功能失常的血管內皮細胞，最終導致動脈硬化的發生。

儘管端粒酶於老化過程的重要性仍備受爭議，不過倒是有許多科學家發現，癌細胞中有端粒酶過度表現的現象。1994年，哈利（C. B. Harley）的研究團隊發現，不僅實驗用的癌細胞株有端粒酶活化的現象，在乳癌病人的癌細胞也發現端粒酶大量表現。另外，哈利與薛（J.W. Shay）等人還發現，在一百零一個人類癌細胞檢體中（含十二種不同的癌症），有九十個檢體的端粒酶過度表現，然而在五十個正常的人體細胞

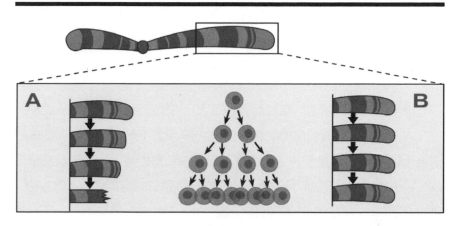

圖五 （A）若沒有端粒的存在，隨著細胞分裂，染色體會逐漸縮短，一旦端粒的部分消耗殆盡，會造成染色體不穩定，最終導致細胞衰老與死亡。（B）有端粒的存在，則可維持端粒的長度，隨著細胞分裂，染色體依舊完整穩定。（圖片來源：諾貝爾官方網站）

中（來自四種不同的組織），皆沒有偵測到端粒酶的活性；經統計發現，超過85%的癌細胞有端粒酶過度表現的現象。因此科學家認為，癌細胞為了能不斷增生，需要端粒活性來維持端粒酶的一定長度，一方面可避開老化，另一方面能不斷複製細胞。一個有趣的現象是，癌細胞的端粒長度，通常比正常體細胞的端粒酶短很多。

格雷德及其合作者，藉由病毒蛋白質誘導正常細胞，在觀察其跳脫停止細胞分裂的訊息後，提出一個假設：在胚胎發生時，端粒酶固定表現在這些胚胎細胞中，而當胚胎發育成個體時，大部分體細胞中的端粒酶活性會被抑制，造成端粒酶逐漸縮短，一旦端粒短到某個程度後，將提供停止分裂的訊息給細胞，使細胞自然死亡。然而在癌細胞中，許多的基因突變中止了停止細胞分裂的訊息，因此大量的端粒流失，導致染

色體不穩定且更多的基因突變發生，至此端粒開始活化，穩定這極短的端粒序列，致使癌細胞可以不斷分裂且不死。

● 抗癌新方向

　　正常細胞與癌細胞的端粒酶表現量大不相同，提供一個治療癌症的可行方向——抑制端粒酶的活性，以制止癌細胞不斷增生，進而造成癌細胞死亡。1994 年格雷德等人證實，抑制端粒酶的藥物可抑制癌細胞生長，並使其在二十五次的分裂後死亡。於是科學家開始嘗試用不同方法，藉由抑制端粒酶的活性殺死癌細胞（圖六）。

　　最直接的方法，當然是針對端粒酶本身的抑制劑，設計類似端粒酶的小分子抑制劑，就可阻斷端粒與端粒酶結合。譬如 GRN163L（目前臨床上針對端粒的專一抑制劑）這個小分子，會和端粒酶中的 RNA 部分（hTR）結合，使端粒無法和端粒結合進行延長，最終造成端粒酶縮短，導致癌細胞死亡。臨床主要運用在血癌、骨髓癌、實體腫瘤及非小細胞肺癌。

　　第二個方法是利用免疫治療法，藉由刺激免疫反應，使人體中的免疫細胞去攻擊帶有端粒活性的癌細胞（telomerase -positive tumor cells）。或者也可以設計會影響端粒結構的分子。早期實驗已知人類的端粒由於富含鳥糞嘌呤（quanine），其在含有鹽類的溶液中容易形成特殊的 DNAD 四股結構（G-quadruplex）。2004 年，我們利用一個特殊的螢光探針分子，經由共軛焦（confocal）影像光譜與螢光生命期影像（FLIM）方法，驗證人類的染色體尾端，確實有四股結構的存在。由於維持端粒酶一定的長度，是癌細胞能不停增生的重要條件，因此發展可以選擇性進入癌細胞的細胞核，同時可以穩定四股結構的藥劑，將有機會抑制端

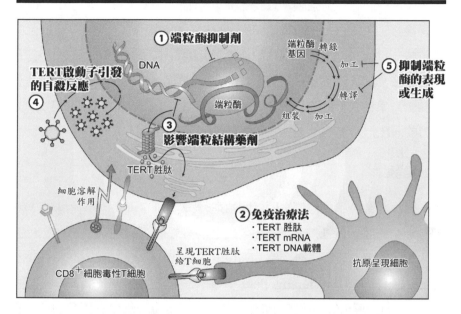

圖六 目前五種經由端粒抗癌的新方向。（1）針對端粒酶本身的抑制劑。（2）利用端粒酶蛋白（簡稱TERT）的胜（peptide）、mRNA或DNA載體（vector），刺激免疫反應，使人體中的免疫細胞（CD8[+]細胞毒性T細胞）去攻擊帶有端粒酶活性的癌細胞。（3）破壞端粒酶結構藥劑。（4）針對TERT表現細胞引發自殺反應的基因療法。（5）於端粒酶生成過程中抑制其產生。（劉登祿繪製）

粒與端粒酶的結合，造成端粒酶的縮短，或是造成端粒酶的不穩定，以致癌細胞生長終止或死亡。

　　第四個方法同樣利用了端粒酶僅在癌細胞中活化的優點，將端粒酶啟動子（telomerase promoter）結合一段會啟動細胞死亡的基因序列，並放入癌細胞中，就有機會在癌細胞中啟動死亡機制，且不會傷害沒有端粒酶活性的正常細胞。

最後一個方法則強調，只要瞭解端粒酶的生成機制，即可於轉錄、轉譯後修飾、蛋白質摺疊或運輸的過程中，抑制癌細胞產生具有功能的端粒酶。目前有許多針對端粒酶活性設計的疫苗，正於臨床測試血癌、前列腺癌、肺癌、腎癌、胰臟癌及乳癌等，然而儘管設計想法近乎完美，目前仍需累積大量的臨床數據，才能得到單用或結合其他抗癌藥物形成複方的最佳化療程。

◎ 結語

格雷德曾表示，他們之所以開始進行一系列的研究，單純是因為想要瞭解染色體如何維持其完整性，完全沒有想到端粒在癌症上的重大意義。美國國家一般醫學研究院（National Institute of General Medical Sciences）院長伯格（Jeremy Berg）也在美國《科學》期刊上表示，這是個由「好奇」導引傑出研究的最佳案例。如今端粒的研究使我們瞭解，儘管無法預測何時或何處可發掘大自然的機制，但我們所面對的難題最終可能成為研究的瑰石，況且生命是這麼多變，無庸置疑地我們將持續發覺大自然中的基礎機制。

染色體DNA的守護者——端粒與端粒酶
Elizabeth H. Blackburn, Jack W. Szostak & Carol W. Greider

參考資料：

1. Blackburn, E.H. and Gall, J.G., J Mol Biol, vol.120:33, 1978.
2. Szostak, J.W. and Wu, R., Nature, vol. 284:4261980.
3. Szostak, J.W. and Blackburn, E.H., Cell 29:245,1982.
4. Greider, C.W. and Blackburn, E.H., Cell, vol. 43:405, 1985.
5. Greider, C.W. and Blackburn, E.H. Nature, vol.337:331, 1989.
6. Greider, C.W. and Blackburn, E.H., Sci Am, vol.274:92, 1996.

康繼之、張大釗：中央研究院原分所暨基因體中心

不孕患者的希望之歌——
試管嬰兒的漫漫長路

文｜曾啟瑞

從兔子的人工受精到人類試管嬰兒，
四十多年的漫長旅途，
愛德華茲終於在2010年獲得諾貝爾生醫獎的榮耀。

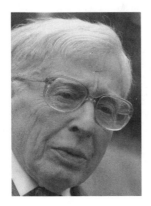

羅伯特・愛德華茲
Robert Edwards
英國
劍橋大學
（愛德華茲提供）

神說，我們要照著我們的形像，按著我們的樣式造人，使他們管理海裡的魚、空中的鳥、地上的牲畜，和全地並地上所爬的一切昆蟲。神就照著自己的形像造人，乃是照著他的形像造男造女。」（摘自《創世紀》1:26-27）

自古以來，傳宗接代以延續繼起之生命一直為人類的社會所重視，而在此同時，大約有十分之一的夫妻正為不孕症所苦，直到1978年，一項偉大的研究替這些求子若渴的夫妻帶來曙光。2010年的諾貝爾生醫獎，頒給了英國學者羅伯特‧愛德華茲——他創立了人類「試管嬰兒胚胎植入」（in vitro fertilization）方法，並成功讓全球第一例試管嬰兒順利誕生。

最初的動物實驗最早在1880年，美國科學家申克（S. L. Schenk）便開始嘗試研究哺乳動物的體外受精，但技術尚未成熟。直到1930年代，另一位美國生物學家平克斯（G. G. Pincus）著手研究兔子的卵子成熟週期，並成功地達成兔子的人工受精。當時他們認為同樣的方式應該也可以運用在人類身上，因而影響後續學者應用類似的方式製造試管嬰兒，結果卻都失敗了。直到1959年，華裔科學家張明覺（M. C. Chang）完成世界上最早的哺乳動物體外受精，並培養出第一個試管動物——兔子。

1952年，愛德華茲結束二次大戰的軍旅生涯，接連在英國班格（Bengor）的威爾斯大學（University of Wales）以及蘇格蘭的愛丁堡大學（Edinburgh University）攻讀博士學位。他致力於研究鼠類的胚胎發育過程，嘗試進行老鼠的人工授精，進而研究鼠類胚胎的染色體變化。然而老鼠排卵時間常在半夜，所以為了等待排卵的時刻，愛德華茲必須整晚待在實驗室；要改善這樣的情況，就必須想辦法控制老鼠的排卵週期。

此時，來自美國的學者蓋茲（A. Gates）發現，注射從懷孕母馬血中萃取的促濾泡成熟激素（follicle stimulating hormone, FSH）以及人類

絨毛膜性腺激素（human chorionic gonadotropin, hCG）可以誘導老鼠排卵。這對愛德華茲而言無疑是項福音，之後愛德華茲便與當時研究老鼠生長激素的學者福勒（R. Fowler，後來成為他的夫人），成功發展出誘導老鼠排卵與胚胎植入的方法。這項發現激起愛德華茲對於生殖醫學的興趣，並讓他聯想到運用在綿羊甚至人的身上。

● 人類卵子體外培養

1958年，愛德華茲成為倫敦英國國家醫學研究所（National Institute for Medical Research）的正規科學家，並專心致力於研究人類受孕變化。但要怎樣才能取得人類的卵子呢？愛德華茲與一位埃奇韋爾綜合醫院（Edgware General Hospital）的婦產科醫師羅斯（M. Rose）合作，在多發性卵巢症候群（polycystic ovary syndrome）病人進行部分卵巢切除手術的同時，取得一小部分病人的卵巢切片來萃取卵子，開啟愛德華茲與臨床醫師合作的第一步。然而最初兩年，他試著利用體外培養讓卵子成熟，但都失敗了。後來愛德華茲發現，人類卵子成熟時間與兔子截然不同，證實當時平克斯理論錯誤之處。

經長期觀察愛德華茲得到一個結論：人類排卵的時間點，在黃體激素（leuteinising hormone, LH）大量釋放或是注射人類絨毛膜性腺激素後三十七小時發生。在觀察以及體外培養卵子有了進一步的心得後，愛德華茲開始研究體外受精方法。那時正值張明覺第一隻試管動物成功誕生，藉其經驗，愛德華茲有了一些概念。他甚至設計一種方法來研究人類精子的活動能力：在一個內襯含有微孔內膜的小腔室裝滿精子，然後將其置入正好在排卵期的婦女子宮內，隔夜後觀察其變化；但後來發現受精失敗，甚至還因為這些小腔室造成婦女子宮內膜的發炎反應。

之後，愛德華茲到劍橋大學任教，偶然地在《刺胳針》(*The Lancet*)期刊上讀到一篇由派屈克‧史泰普托醫師 (Patrick C. Steptoe) 發表的腹腔鏡 (laparoscopy) 研究文章。史泰普托醫師發現，藉由腹腔鏡可以執行某些卵巢輸卵管的手術並觀察人體內各器官的情形。愛德華茲認為這樣的手術應該可以運用在擷取卵巢的組織上，甚至可以在排卵前從卵巢濾泡中取出卵子，於是他很快聯絡上史泰普托並展開合作。幸運地，這些取出的卵子在經過培養後，成功與離心過的精子達成體外受精！這無疑是一項成功又令人雀躍的事情，讓愛德華茲離臨床上治療不孕症患者更進一步。

◎ 瓶頸

完成體外受精後，下一個課題便是受精卵是否能成功分裂發育成胚胎。利用不同的培養基，愛德華茲等人觀察到受精卵分裂成四個細胞、八個細胞、十六個細胞及桑椹胚的變化，甚至在第九天時，觀察到囊胚產生「孵化」(hatching) 的動作，脫離卵子的卵膜 (zona pellucida，亦稱為透明帶) 開始著床。有了這些發現，愛德華茲開始著手下一步驟──把胚胎置入子宮並成功讓婦女懷孕。

愛德華茲希望能設立一個專門治療不孕症的醫院，於是寫信到倫敦的醫學研究委員會 (Medical Research Council)，但委員會卻認為這項技術有違道德。當時來自四面八方的輿論，包括哲學家、科學家、宗教界領袖等皆抱持反對意見。不過，奧爾德姆倫理委員會 (Oldham ethical committee) 卻對這項研究表示贊同並同意給予贊助，於是他們在一所小型醫院──克蕭醫院 (Kershaw's hoapital) 開始臨床的業務。然而，前兩年胚胎著床率幾乎是零，即使有少數胚胎著床成功，最終也都面臨早

期流產的命運，毫無順利懷孕的情況發生，讓愛德華茲有點沮喪，而他歸咎失敗的主要原因是黃體期的不足。[1]

終於在1975年，當持續給予黃體素（progesterone）、動情素（oestradiol）跟己醯羥化黃體素（hydroxyprogesterone caproate，商品名為Primolut depot）後，病人成功懷孕了；遺憾的是，這位病人後來被診斷出子宮外孕，並在懷孕十一週的時候接受手術。之後愛德華茲與史泰普托嘗試另一種胚胎植入的方法：配子輸卵管內植入（gamete intrafallopian transfer，GIFT）──將取出的卵子與精子共同置入輸卵管讓其完成受精，但這個方法後來也都失敗。

● 第一例試管嬰兒的誕生

愛德華茲與史泰普托經歷過多次失敗，史泰普托也逼近退休年紀，使得他們的研究不得不加快腳步。於是兩人開始嘗試四種方法：第一，利用可洛米分（clomiphene，一種排卵藥）與促性腺激素（humen menopausal gonadotropin, hMG）誘導排卵，可避免過短的黃體期。第二，對於泌乳素過高的病人給予溴隱亭（bromocryptine，一種降泌乳激素的藥物）與hMG。第三，將未受精的卵以及胚胎以攝氏零下189度冷凍，之後將這些胚胎解凍，植入黃體期正常的婦女子宮內。第四，不用任何的排卵藥物，藉由自然排卵週期取出卵子，完成體外受精後植入胚胎。

1977年，萊斯利‧布朗（Lesley Brown）和約翰‧布朗（John Brown）夫婦歷經九年嘗試懷孕失敗後前來門診求助。愛德華茲利用自然週期取出布朗太太的卵子，執行體外受精後將八個細胞大小的胚胎植入

---

1 這裡的黃體期指的是胚胎植入後到確認懷孕之間的時間。卵子在受精後七天左右會開始著床，因此胚胎在植入子宮後大約二到四天便會開始著床。

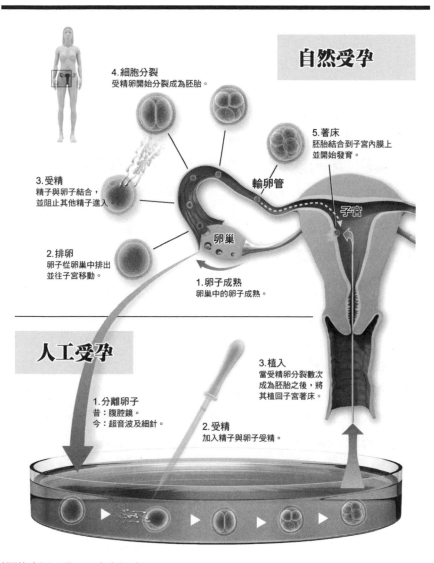

4. 細胞分裂
受精卵開始分裂成為胚胎。

自然受孕

5. 著床
胚胎結合到子宮內膜上
並開始發育。

3. 受精
精子與卵子結合，
並阻止其他精子進入。

輸卵管

子宮

2. 排卵
卵子從卵巢中排出
並往子宮移動。

卵巢

1. 卵子成熟
卵巢中的卵子成熟。

人工受孕

3. 植入
當受精卵分裂數次
成為胚胎之後，將
其植回子宮著床。

1. 分離卵子
昔：腹腔鏡。
今：超音波及細針。

2. 受精
加入精子與卵子受精。

（圖片來源：諾貝爾官方網站）

她的子宮。布朗太太成功地懷孕，並在之後足月妊娠，於1978年7月25日經由剖腹產生下一名健康的女娃——露易絲・布朗（Louise Brown），全球第一例試管嬰兒誕生！接著在隔年（1979年），誕生了全球第二個試管嬰兒男孩。

1981年，愛德華茲成立了私人診所——波恩霍爾診所（Bourn Hall Clinic），由史泰普托醫師擔任該診所醫療主任，愛德華茲本人負責領導研究部門，吸引了來自世界各地的婦產科醫師及科學家到此受訓。至1986年為止，約有一千名試管嬰兒在波恩霍爾診所誕生，可說是當時世界上規模最大的試管嬰兒診所。

◉ 世界各地繼起跟隨

事實上，美國在試管受精技術上的嘗試，比英國還要早。在1978年全球第一例試管嬰兒誕生於英國的五年前——1973年，來自紐約的醫生史威尼（William Sweeney）、薛德斯（Landrum B. Shettles）以及范德維爾（Raymond Vande Wiele），就已經嘗試幫助一對失敗三次的不孕症夫妻從事試管受精。但是這樣的嘗試在當時的美國社會遭到極大的抗拒，因為美國民眾對生殖技術產生恐懼及排斥，並害怕怪嬰的產生。因此從事這樣的行為，就好比墮胎一樣需要偷偷摸地摸進行。

因為這個緣故，美國在1973年終止了試管嬰兒的研究，直到愛德華茲的第一例全球試管嬰兒誕生，才帶來些微正面的影響。1978年，愛德華茲和史泰普托前往美國諾福克（Norfolk），與當時在東維吉尼亞醫學院（Eastern Virginia Medical School）的瓊斯（Howard W. Jones）分享經驗並提供技術改進的方法。瓊斯和其夫人喬琪娜（Georgeanna Jones）做了些調整，發現用藥物誘導排卵比用自然週期的效果更好。

　　終於，美國的第一例試管嬰兒在1981年誕生，取名伊麗莎白·卡爾（Elizabeth Carr），但不幸地這個嬰兒體重過輕且先天畸型。這段期間，美國各地報紙、社論、雜誌，反彈批評的聲浪大漲，甚至有人認為根本就不該讓畸型的試管嬰兒出生，逼迫他們不得不對一些不實的毀謗提出告訴。幾年後聲浪才平息，並有人願意提供贊助。英美兩國試管嬰兒的成功，在世界各地引起很大的迴響與跟進。在亞洲地區，試管嬰兒成功誕生的消息也如雨後春筍般傳出：在1985年於台北榮總誕生出台灣本土第一位試管嬰兒；1986年12月12日於養和醫院誕生出香港本土第一位試管嬰兒；大陸首例試管嬰兒則於1988年3月10日在北京醫科大學第三醫院誕生。

　　隨著技術的改良，原本克難的腹腔鏡取卵手術，現已進步到利用超音波引導並下細針取卵，減少了麻醉與手術的不便，時間上也更為縮減。而之後更有許多針對不同不孕症原因而發展出的誘導排卵藥物以及使用

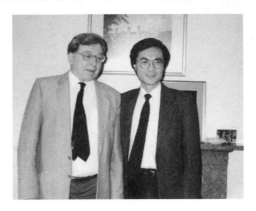

1988年10月20日筆者與愛德華茲在英國劍橋波恩霍爾診所合影。（作者提供）

模式。目前世界上已有約四百萬個嬰兒藉由人工生殖技術誕生,畸型率約2%。而世界上成立的試管嬰兒不孕症中心也增加許多,亞洲地區台灣目前約七十家,日本則超過五百家。對於年年下降的生育率及越趨增加的不孕症人口,許多開發中國家也將「如何增加生育率」列入重要的政策,台灣目前也計畫將不孕症納入健保補助。愛德華茲的努力與堅持,無疑地幫助不孕症夫妻圓了一個夢,也為人類醫學史寫下重要的一頁。

◉ 後記

筆者與愛德華茲博士於1988年在波恩霍爾診所第一次見面,之後在世界各地有關的會議也常與他相遇,成了忘年之交。因體外受精的成功,在過去三十年來,卵子的顯微注射、協助性孵化、著床前胚胎診斷、胚胎幹細胞的研究都變成可能,也有突破性的進展。早年愛德華茲博士在研發人類體外受精技術時,常受衛道者圍攻及詆毀,不過有一句話可以詮釋試管嬰兒在生殖科技下的意義,即「生殖科技的科學家並沒有違反上帝的旨意,他們只是利用上帝給予的禮物——精子及卵子,造就一個新生命,來回應不孕症病患的禱告而已。」

曾啟瑞:台北醫學大學醫學院院長

2011

維繫健康的抗病機制——
免疫系統活化的祕密

文｜楊寧蓀、魏紋祈、黃郁婷、王倩俁

免疫系統活化的關鍵發現，
徹底改變了我們對免疫系統的理解，
並為傳染病、癌症等疾病的防治開闢了嶄新的途徑。

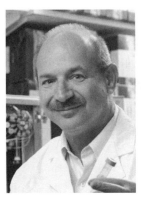

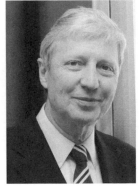

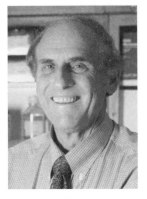

布魯斯・比尤特勒
Bruce Beutler
美國
美國加州斯克利普斯研究所
（UT Southwestern Medical Center 提供）

朱爾斯・霍夫曼
Jules Hoffmann
盧森堡、法國
法國國家科學院
（圖片來源：維基百科）

瑞夫・史坦曼
Ralph Steinman
加拿大
美國洛克菲勒大學
（洛克菲勒大學提供）

一位美國知名微生物學家曾說過：「整個天文宇宙的物理化學現象，可能還比不上一顆人類的體細胞內各種生化、分生、細胞功能的神妙協調來得更複雜！」或許不少科學家能認同此說法，而我們更可以延伸此一看法，進一步地說：「宇宙萬物的各種現象也許沒有比人類免疫系統的細胞族群更微妙、複雜卻又井然有序的了！」2011年廣受矚目的諾貝爾生醫獎就頒給了對細胞免疫學（cellular immunology）做出重大貢獻的三位傑出免疫學者，包括加拿大籍的瑞夫‧史坦曼、美國的布魯斯‧比尤特勒，以及盧森堡的朱爾斯‧霍夫曼。

　　長期以來，科學家一直在尋找人類及哺乳類動物免疫系統中，抵禦細菌、病毒和其他微生物之攻擊的「守門人」。比尤特勒和霍夫曼兩位教授發現，某些特定細胞膜上的受體蛋白，能夠有效識別這些微生物的具體特徵，並同時激活人體的免疫系統，以抵禦病原體的入侵，此為免疫功能的第一道防線，即所謂的先天性免疫（innate immunity）。另外，史坦曼教授則最先發現免疫系統中的樹突狀細胞（dendritic cells），以及它在活化、調節後天性免疫（adaptive immunity）的獨特能力。後天性免疫為繼先天性免疫作用發生後，身體用以清除侵入病原體的第二階段重要免疫功能。這三位諾貝爾獲獎者的發現，揭示了先天性免疫和後天性免疫反應是如何被活化，進而對病原體入侵及引起的發病機制提供了嶄新而深刻的見解。他們的研究為病原體感染、癌症和各種炎症性疾病的預防和治療的發展開闢了嶄新途徑。

● 免疫系統中的兩道防線

　　我們生活在一個危險的世界，各式各樣的病原體（包括細菌、病毒、真菌和寄生蟲等）不斷地威脅我們，所幸人體在久遠的生物演化史中逐

步發展出強大的防禦機制（圖一）。第一道防線，即先天性免疫，能消滅
侵入的病原體和誘發發炎反應，以阻止它們的攻擊及入侵。

　　如果病原體突破這個防線，後天性免疫便會活化起來進一步行動。
憑藉其 T 細胞和 B 細胞系列之間的協調及互補，人體會產生具特殊針對性
的抗體和可破壞受感染細胞的殺手細胞，成功防止病原體的攻擊。此外，
我們的後天性免疫系統也會保持所謂「免疫記憶」，使人體有所準備，得
以在下一次受到相同的病原體攻擊時能提供一個更迅速、更強大的反擊

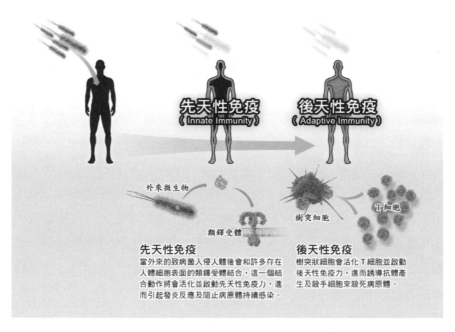

圖一　人體的免疫機制。當人體受到外來病原體（例如：細菌、病毒、寄生蟲或黴菌）
感染時，將會啟動先天性免疫系統來阻止持續感染，隨後啟動後天性免疫反應系統來殺
死這些外來病原菌。（圖片來源：諾貝爾官方網站）

能力。這兩道免疫防禦線因而提供了良好的抗感染保護效果，但它們也會帶來風險，如果活化門檻太低，或是有內源性分子激化免疫系統，過度發炎及炎症性疾病便可能會隨之而來。

在20世紀後期，免疫系統的組成、細胞群及其功能已逐步被確定。歷屆諾貝爾獎得主的一系列先後發現，使我們對免疫系統也越來越瞭解，例如：抗體是怎樣構建成的、T細胞如何識別外來物質（如微生物）等等；但是，直到比尤特勒、霍夫曼和史坦曼的發現之前，活化先天性免疫之機制和調節先天性免疫與後天性免疫之間的溝通方法，仍是謎樣般地讓我們摸不著脈絡。

● 發現先天性免疫系統之感測器

1996年，當霍夫曼和同事們正在研究果蠅是如何對抗感染時，他有了開創性的新發現。他們使果蠅的某些基因產生突變來作實驗，包括由1995年諾貝爾獎得主克里斯蒂安·紐斯蘭—芙哈（Christiane Nüsslein-Volhard）等所發現的、可參與胚胎早期發育過程中的遺傳調控機轉的Toll（鐸）這個基因。當霍夫曼以細菌或真菌感染果蠅時，他發現有Toll突變的果蠅會死亡，因為具此一基因突變的果蠅不能建立起有效的免疫防禦；他並指出，Toll基因的產物涉及免疫系統對病原體的偵測，因此認為Toll基因的活化及其蛋白質表達，是免疫系統能成功防禦病原體的重要因素。

1997年，盧斯蘭·麥哲托夫（Ruslan Medzhitov）等人首先在人體內找到與果蠅Toll同源的基因，稱之為「類鐸受體」（Tolllike receptor, TLR），並證實TLR能活化與免疫反應相關的重要轉錄因子（NF-κB）及後天性免疫反應。差不多同時，比尤特勒正在尋找一種能與細菌細胞壁中的脂多醣（LPS）相結合的受體，LPS會使免疫系統受到高度／過

度刺激，導致感染性休克，使細胞／組織／個體產生危及生命的情況。1998年，比尤特勒和他的同事們發現，對脂多醣具抗性的小鼠在與果蠅Toll同源的基因上也有類似的突變，於是，先天性免疫系統的感測器終於被發現了，即為「類鐸受體4」（TLR4）。當它結合脂多醣後，TLR4可活化一連串訊息傳遞鏈而引起發炎反應，因此若LPS的劑量過多，則會引起感染性休克。這些結果亦顯示，當遇到病原菌時，哺乳類動物和果蠅使用類似的分子及相關作用來活化先天性的免疫系統。

霍夫曼和比尤特勒的發現，引發許多其他學者大量投入先天性免疫功能的研究。日本大阪大學的審良靜男（Shizuo Akira）教授等人，更以系統性方式研究與TLRs相關的基因，使得我們能更加瞭解TLRs的功能。目前在人類和小鼠大約有十幾個不同的TLRs已被確定（圖二）。每個TLR都能辨認病原體上的常見分子的某些類型，因此當個體的TLR有突變時易增加受感染的風險；另一方面，TLR遺傳變異亦與慢性發炎性疾病的風險增加相關。

● 能控制後天性免疫的新型免疫細胞

1973年，史坦曼在免疫系統中發現一種具有樹突狀特殊形態的細胞，將之命名為樹突狀細胞（dendritic cell，見圖三）。他並於後繼的細胞實驗中，發現了樹突狀細胞在T細胞活化上的獨特能力。

樹突狀細胞作為溝通先天性免疫與後天性免疫的橋梁，能將病原體上的抗原經處理後展示給免疫系統的其他細胞（如T細胞），故亦屬抗原呈現細胞的一種；在後天性免疫反應機制中，T細胞因能對不同的抗原發展出具免疫記憶的獨特細胞類型，使它在後天性免疫中扮演關鍵角色。史坦曼和其他科學家並進一步研究後天性免疫系統是如何決定在遭遇各

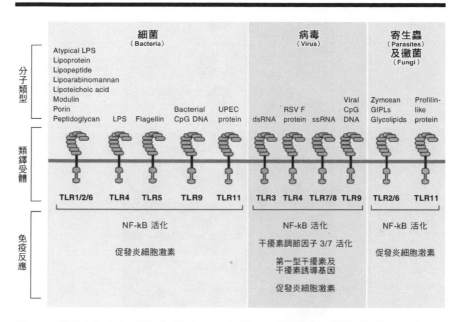

圖二　人體中大約有十幾個不同的TLRs，每個TLR都能辨認病原體（細菌、病毒，以及寄生蟲、黴菌等）上的常見分子，進而引起免疫反應。（圖片來源：Annual Review of Cell and Developmental Biology 2000; 22: 409-437.）

種入侵物質時要不要被啟動，結果發現來自先天性免疫和樹突狀細胞所感受到的訊號控制T細胞活化，這使得人體免疫防禦系統能針對外源病原體而非體內之內生性分子產生反應。這些對於樹突狀細胞的重要發現，使史坦曼被尊稱為樹突狀細胞之父。

◎ 從基礎研究到醫療用途

這三位獲得2011年諾貝爾生醫獎的研究發現，為人體免疫功能的活化和調控提供了嶄新且系統性的見解，並提供了預防和治療疾病的新知、

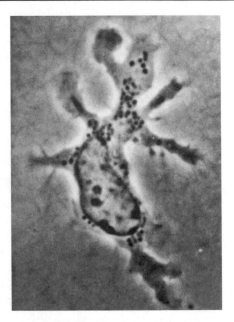

圖三　樹突狀細胞。

新方法以及新策略,例如刺激免疫系統攻擊腫瘤或抗感染的疫苗。這些
發現還有助於我們理解為什麼有時免疫系統會攻擊我們自身組織,從而
提供新的治療發炎相關疾病的線索,例如發展以類鐸受體為作用標靶的
藥物,或是以樹突細胞為基礎的免疫療法。

○ 以類鐸受體作為標靶的藥物研發

　　類鐸受體(TLRs)不僅是先天性免疫系統的感測器,越來越多
的研究證據顯示 TLRs 更在自體免疫疾病及發炎性疾病上扮演了重
要角色。TLR 的過度活化造成的發炎反應,被認為是動脈粥狀硬化

（atherosclerosis）形成的重要因素之一，目前已有多項以刺激或抑制TLRs活性來企圖治療肝炎、癌症、氣喘及過敏等疾病的藥物，正在進行前臨床及臨床測試。許多醫藥生技公司更相繼投入以TLRs為標靶的藥物開發，期望能用於治療或預防如發炎性腸道病症（inflammatory bowel disease）等發炎性疾病。

另一方面，TLRs受體的活化可促進多項免疫反應，包括各種細胞激素（其中干擾素已被證實是很有效的抗病毒試劑）及其他訊息傳導分子的表現，進而可有效促進T細胞及B細胞的活化。因此許多生技公司以發展可激發TLRs的活化物作為疫苗佐劑（adjuvant），來提高疫苗的保護效力。近年來，TLRs受體及其訊息傳導路徑已被發展成抗發炎或調節免疫活性的藥物篩選平台。台灣亦有實驗室亦以此作為篩選平台，來評估中草藥萃取物或植物化合物的抗發炎或調節免疫活性的相關研究。

○ 以樹突細胞為基礎的免疫療法

目前我們已經較清楚瞭解樹突狀細胞所扮演先天性免疫及後天性免疫反應中間作為重要橋梁的角色。研究顯示，樹突狀細胞是一非常重要的抗原呈現細胞，能有效把抗原信息呈現給輔助型T細胞，進而活化參與細胞性免疫反應及體液型免疫反應的殺手型T細胞及B細胞等免疫細胞。因此以樹突狀細胞為基礎的各式免疫療法正廣泛在研究室中發展，也有不少在進行臨床測試當中。其中以樹突狀細胞為基礎的抗前列腺癌免疫疫苗sipuleucel-T（Provenge; Dendreon Inc.）已通過臨床測試，證實可延長癌症病患壽命，並成為美國食品及藥物管理局（FDA）第一個核准以樹突狀細胞為基礎的抗癌免疫疫苗。

如圖四所示，單核球細胞可以用白血球分離法自病患周邊血分離出

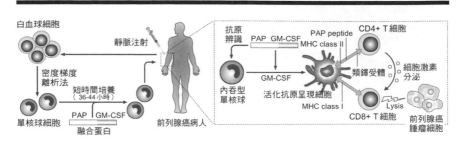

圖四 以樹突狀細胞為基礎的抗癌免疫疫苗原理。（科學月刊社繪製）

來，在體外試管中與帶有前列腺癌細胞抗原及顆粒單核球群落刺激生長因子（GM-CSF）融合的蛋白共同培養後，再以靜脈注射的方式，將培養後的細胞送入病人體內，進而可活化能辨認特定前列腺癌抗原的免疫細胞，而產生抗癌免疫反應。

　　筆者實驗室亦長年投入樹突狀細胞免疫相關研究，不僅以自人類周邊血分離出的單核球細胞進一步分化出未成熟樹突狀細胞，也正從事某些中草藥可如何應用在免疫調節活性及T細胞分化等相關研究上；近年來，我們發展了以樹突狀細胞為基礎的抗癌免疫疫苗的相關研究，藉由修飾過的牛痘病毒為載體，將腫瘤特定抗原送入自老鼠骨髓細胞分化出的樹突狀細胞當中，或者將樹突狀細胞與特殊處理過之腫瘤細胞裂解液（tumor cell lysates, TCLs）培養後再送入老鼠體內，研究結果顯示，以上所述的樹突狀細胞抗癌疫苗在老鼠體內的確能產生顯著的抗癌活性，我們預期未來這方面的細胞生技學研發，應該可為台灣之生技產學合作提供新的思路。

◉ 後記

人類等高等動物的免疫系統可能是達爾文在創立演化論學說時也始料未及的，可說是集人體細胞機智、優雅與高度協調互助之大成，而時刻都在體內上演的大型歌舞劇，當2011年的諾貝爾生醫獎頒給三位解說這項「免疫功能歌劇」的科學家之際，我們也再次看見地球上有機世界裡的無限奧妙。

發現樹突狀細胞的瑞夫・史坦曼（Ralph M. Steinman）於1943年出生在加拿大蒙特婁。他於麥基爾大學研習生物及化學，並獲得理學士學位；後赴美國馬薩諸塞州波士頓的哈佛醫學院進行醫學研究，並於1968年獲得醫學博士學位。完成實習後以博士後研究員身分進入洛克菲勒大學，1988年擔任紐約洛克菲勒大學的免疫學教授。很遺憾地，史坦曼在諾貝爾獎消息宣布的三天前去世了，令人心痛。

共同因研究TLRs而獲獎的朱爾斯・霍夫曼於1941年出生在盧森堡之埃希特納赫。他曾就讀於法國斯特拉斯堡大學，並於1969年獲得博士學位。在德國馬爾堡大學的博士後訓練後，他回到斯特拉斯堡，在那裡領導了一個研究實團隊（1974~2009）。他曾在斯特拉斯堡分子細胞生物學研究所所長，並在2007~2008年間擔任法國國家科學院主席。另一位獲獎者布魯斯・比尤特勒於1957年出生在美國芝加哥。他於1981年從芝加哥大學獲得醫學博士學位，曾在紐約洛克菲勒大學、德州達拉斯大學西南醫學中心（在那裡他發現LPS的受體），以及加州拉霍亞的斯克里普斯研究所進行過科學研究工作。最近，他重返德州大學西南醫學中心的宿主防禦遺傳學中心擔任教授職位。

TLRs的研究長期以來一直非常具競爭性，沒有人會質疑比尤特勒及

霍夫曼在這方面的研究貢獻，然而也有學者提出除了比尤特勒及霍夫曼兩人之外，例如耶魯大學的俄羅斯裔免疫學家盧斯蘭·麥哲托夫（Ruslan Medzhitov）教授或是日本大阪大學審良靜男（Shizuo Akira）教授對TLRs的研究成果，也是值得被考慮一起獲獎的。但有礙於諾貝爾獎的規則限制了獎勵人數，不免讓人們有些遺珠之憾。

參考資料：

1. 諾貝爾生醫獎官方網站：http://www.nobelprize.org/nobel_prizes/medicine/
2. Travis, J., Immunology prize overshadowed by untimely death of awardee, Science, vol. 334(6052): 31, 2011.
3. Drake, C. G., Prostate cancer as a model for tumour immunotherapy. Nature Reviews Immunology,vol. 10: 580-593, 2010.
4. Bordon, Y., Therapeutic cancer vaccine approved,Nature Reviews Immunology, vol. 10: 380, 2010.
5. Wickelgren, I., Targeting the tolls. Science. vol.312(5771):184-187, 2006.

楊寧蓀、魏紋祈、黃郁婷、王倩俁：中研院農生中心

2012

反轉細胞命運——
誘導式多能性幹細胞技術的突破

文｜陳彥榮、周成功

戈登與山中的研究，
推翻過去認為已分化細胞命運決定的路徑，
細胞能再度初始化，
對再生醫學及生技產業帶來深遠的影響。

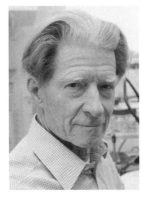

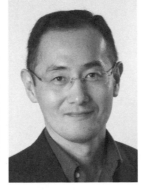

約翰・戈登
John Gurdon
英國
劍橋大學戈登研究所
（圖片來源：劍橋大學）

山中伸彌
Shinya Yamanaka
日本
京都大學
（Copyright©, Gladstone Institutes）

隨著胚胎的發育,細胞在分化後將組成不同的組織,在生物體中各司其職。然而,分化後的細胞是否有可能再被初始化,直接轉變成多功能性的幹細胞?英國科學家約翰‧戈登和日本科學家山中伸彌的研究,證實了細胞可以被重新編排,顛覆了過去人類對細胞命運的認知。

戈登與山中曾因他們在此研究領域中開創性的貢獻,一起獲得2009年的拉斯克獎(Lasker Award)。拉斯克獎的得主中,至少有半數以上後來都獲得了諾貝爾獎。果真不出大家所料,戈登與山中教授再度共同成為2012年諾貝爾生理醫學獎得主。

◯ 大器晚成的戈登

戈登出生於1933年,在英國接受了完整的菁英教育。他中學唸的是1440年創校的伊頓公學(Eton College)。當時他的在校成績並不出色,生物科在二百五十位同級生中名列最後。他中學導師給他的評語是:我想戈登希望未來成為一位科學家,但從他目前的表現看來,這似乎是個不可能的任務!

中學畢業後,戈登進入牛津大學專攻古典文學,但並沒有忘懷成為科學家的夢想。隨後他轉到動物系,1961年得到動物學的博士學位。接著到美國加州理工學院做了一年有關細菌遺傳學的博士後研究。1962年,戈登回到英國牛津大學動物系任教,並於1971轉至劍橋大學任教迄今。

◯ 細胞的命運決定

戈登在唸博士期間,對細胞核在青蛙胚胎發育過程中扮演的角色就有濃厚的興趣,這其實是實驗胚胎學的一個核心問題。我們都知道,受精卵不僅可以從一個細胞發育成由一百多兆個細胞組成的個體,在細胞

分裂增生的發育過程中，另外還有一套精緻的分化程式同時展開：從看似完全相同的胚胎細胞，逐漸分化成皮膚、神經、肌肉等結構、功能各異的細胞，組成特定的器官。

是誰在發號施令，指揮這一系列細胞生長、分化程式的進行？是細胞選擇性地刪除了那些不相干的基因資訊，讓剩下來的基因決定細胞分化的命運？還是所有細胞都帶著相同的基因資訊，在分化過程中不同細胞會依循環境和內在的指令，開啟或關閉特定的基因，來建構特定分化的細胞？哪個理論才對？最簡單的驗證方法，就是去看分化後的細胞是否真的仍攜帶完整的基因資訊。

早在1952年，美國科學家羅伯特·布瑞格（Robert Briggs）和湯瑪斯·金（Thomas King）就嘗試將青蛙囊胚細胞的細胞核，移植到一個除去細胞核的卵子裡，試圖回答這個問題。他們發現，青蛙囊胚細胞的細胞核在卵子的細胞質裡，的確可以發育成正常的蝌蚪。這個結果證明，囊胚細胞的細胞核仍有完整的基因資訊。戈登的博士論文基本上延續了布瑞格與金的研究方向，想進一步證明是否分化細胞的細胞核也有全能發育的潛力。

● 體細胞的核轉移

戈登開始他的實驗時，布瑞格與金發表了一個負面結果：胚胎發育晚期的細胞核不能在無核的卵子中正常發育！如果結果是對的，表示胚胎發育晚期的細胞核已發生了不可逆的改變。雖然這個結果對戈登是一記當頭棒喝，但戈登並沒有立即放棄他的想法，經過一年多的努力，他在1958年證明體細胞的細胞核可在無核的卵子中發育出正常的青蛙（圖一）。1962年更進一步證明完全分化的小腸上皮細胞的細胞核，注射到無

核青蛙卵裡，也能發育出完整的青蛙（圖二）。

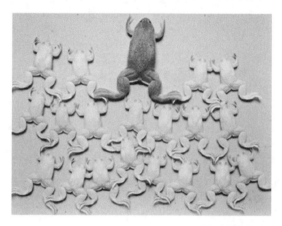

圖一 白色變種非洲爪蟾（Xenopus laevis）的胚胎細胞核移植到野生種（深色）去核的
卵子中，得到一群變生後代。（圖片來源：Gurdon, J.B., 2009）

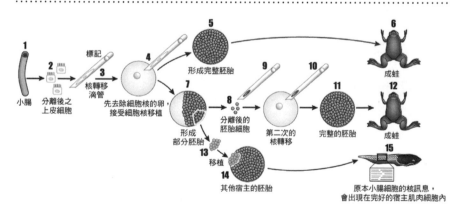

圖二 完全分化的小腸上皮細胞的細胞核，注射到無核的青蛙卵裡（1~4）會形成完整
（5）或部分的胚胎（7）。兩者都有形成青蛙的潛力（6和12）。

　　戈登的研究回答了發育生物學中的核心問題，是科學上一個重大突破。1997年桃麗羊的複製成功提供了另一個重要例證，說明不僅是青蛙，就是哺乳類動物的分化細胞也保存了完整的基因資訊，在適當的環境中能扮演全能的受精卵的角色，具有轉變成任何分化細胞的潛力。有趣的是，當年媒體在炒作桃麗羊的新聞時，幾乎沒有人提到戈登的研究。其實桃麗羊的複製成功代表的是一項實驗技術的突破，在科學上並沒有帶給我們任何新意！

　　戈登的研究告訴我們，卵子的細胞質一定存在一些物質，會影響分化細胞的細胞核裡染色體的結構與基因表現，讓細胞核重新設定決定細胞命運的遺傳程式，接著配合卵子的細胞質一起發育成完整的個體。這個轉化的過程一定需要卵子的細胞質參與嗎？有沒有可能不經過細胞核移植，在試管中直接完成這個轉化的過程？日本京都大學山中伸彌教授的研究，提供這個問題的答案，解決了再生醫學長期面臨的困境，進而開啟一個革命性的突破。

● 放棄高薪醫職的科學家山中

　　山中伸彌現為日本京都大學教授，並且也是受聘於美國加州大學舊金山分校格雷斯頓研究所（J. David Gladstone Institutes）的資深研究員。

　　山中出生於1962年，生在一個製作裁縫機工廠的家庭中。高中時期，在父親的建議下，進入神戶大學醫學系就讀。也因為高中是柔道隊、大學是橄欖球隊，在多次運動傷害骨折的經驗下，他選擇了矯形外科。然而，別的醫師通常只要二十分鐘便能完成的手術，「山中醫師」卻往往需要花上二個多小時，因此過去常被指導醫師斥責「Jamanaka!?」（為山中Yamanaka 的諧音，意思是「你來惹麻煩嗎？」）。由於山中在醫院中看到

許多重症患者沒辦法得到醫治，許多的衝擊讓他立志走向科學研究。

山中離開了他認為單調的外科醫師工作後，於1989年進入大阪市立大學藥理學教室攻讀博士，在博士期間以研究血小板活化因子機制獲得博士學位。之後於1993~1996年間前往美國加州大學舊金山分校格雷斯頓研究所留學，擔任博士後研究員並學習製作轉殖基因鼠，從事心血管疾病的研究。他製作了一個轉殖與新血管有關的Nat-1基因小鼠（就是在小鼠體內會過量表現Nat-1基因），來看Nat-1基因在新血管疾病中扮演的角色。然而，轉殖基因鼠卻產生了肝臟的腫瘤。於是山中要求他的老闆，讓他繼續鑽研這項跟肝臟有關的研究。最後，發現Nat-1這個基因與胚胎幹細胞維持全能分化的特性有關，這個發現也讓山中走入了幹細胞的領域。

後來，山中回到大阪市立大學藥理學教室中，擔任岩尾洋教授底下的助理教授（雖名為助理教授，但在日本學制下實為大教授底下的研究室成員，沒有自己的研究室）。此時山中仍然沒有自己的研究室，所從事的是研究室內實驗鼠的管理工作。在研究室裡，山中花了相當多的時間在小鼠管理上。為了操作離臨床遙遠的藥物研究，他往往必須犧牲許多小鼠。此外，整個學術環境跟美國的大單位相較也有很大的落差。在這樣的情況下，山中教授開始對自己的「研究之路」感到猶豫，懷疑自己是否要繼續走下去，還是回歸去當個單純醫師。

儘管此刻的心境幾乎要讓山中教授患上憂鬱症，然而在徬徨底下，山中偶然得知奈良先端科技大學正在召募教職（可獨力擁有研究室），於是他投出了履歷。山中於1999年受聘為該校副教授，接著又開始了他在胚胎幹細胞領域的基礎研究。

拜美國威斯康辛大學的詹姆斯‧湯姆森（James Thomson）教授製

作出第一個人類的胚胎幹細胞（embryonic stem cell, ES cell）之賜，原本不被看好的胚胎幹細胞領域再度成為熱門主題。也因為如此，在當年ES細胞分化成各式各樣的體細胞是一個火紅且競爭性大的題目。山中當時想到，假使反向操作，讓各式各樣分化後的細胞變回多能性的幹細胞，那應該是具有極大的潛力。這想法開始在山中教授的腦海裡萌芽，於是他便開始尋找是否有哪些基因是可以維持ES細胞的特性？也許這些基因將會是能改變細胞命運、使體細胞回復至多能性幹細胞的關鍵。此後山中花了幾年的時間，陸陸續續找到了二十四個參與維持ES細胞能力相關的基因。

○ iPS 細胞的發現

在逐步測試二十四個參與維持多能性幹細胞的重要基因後，2006年山中教授的團隊發現只需將四個基因，也是開啟DNA表現的鑰匙的轉錄因子Oct3/4、Sox2、c-Myc及Klf4導入小鼠皮膚纖維母細胞，即可促使皮膚纖維母細胞重新回到具有全能性分化能力的類胚胎幹細胞。所得到的細胞則稱為「誘導式多能性幹細胞」（iPS細胞；induced pluripotent stem cells, iPS cells）。

隔年，山中教授的研究小組和美國波士頓的魯道夫·詹尼士（Rudolf Jaenisch）的研究團隊得到了改良後的新iPS細胞，此新iPS細胞具有如同真正的胚胎幹細胞一般，可順利形成嵌合體鼠（chimera mice）並產生後代得到整隻均由iPS細胞來源的小鼠。這個結果也證實iPS細胞已與胚胎幹細胞類似，具有相當的分化能力。這項技術，也成為戈登教授發展出的核轉移技術後，另一個新的多能性幹細胞的製作方式。（圖三）

2007年11月，山中伸彌教授又再度發表利用將「山中因子」

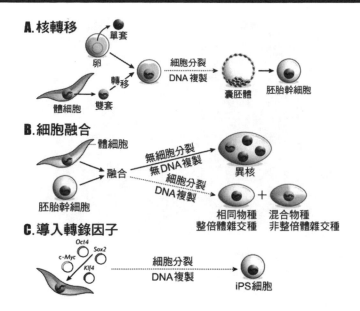

圖三　目前三種製作人造多能性幹細胞的方式。（A）核轉移，將體細胞的細胞核置換至卵子細胞中，並取代卵子細胞核；（B）體細胞與胚胎幹細胞融合；（C）利用山中因子導入體細胞產生iPS細胞。除了第三種方式外，前兩種均會利用到人類正常卵子或是胚胎幹細胞。

（Yamanaka factors: Oct4, Sox2, c-Myc, Klf4）基因導入人類皮膚細胞中、可成功轉變成iPS細胞（圖四）的論文。同時，美國威斯康辛大學詹姆斯‧湯姆森之研究團隊也發表，利用Oct4、Sox2、Nanog以及Lin28亦可將人類體細胞重新設定變回幹細胞，也驗證了iPS細胞技術的可行與再現性。

○ iPS細胞的重要意義

1998年，美國的威斯康辛大學的湯姆森教授團隊利用不孕症治療時

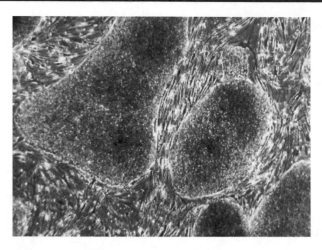

圖四　人類iPS細胞。iPS細胞會形成群落，細胞於小鼠纖維母細胞（mouse embryonic fibroblast, MEF）上方生長，不同於小鼠ES細胞的立體群落，人類iPS 細胞與人類 ES 細胞相同，為扁平群落生長。（作者提供）

手術剩餘的人類胚胎，將已分裂成原始囊胚體（blastocyst）內的細胞加以分離培養，成功得到五個細胞株。此五個細胞株具有胚胎幹細胞表面標記外，亦可進行分化，形成滋養層細胞和即外胚層、中胚層和內胚層等三個胚層組織，成為第一個人類胚胎幹細胞株。

　　雖然人類胚胎幹細胞技術已發展成功，但此技術牽涉到人類胚胎的取得與利用，所引起的倫理爭議引起大眾憂慮。1995年，考量到道德約束，美國聯邦政府規定通過禁止政府經費支助人類胚胎之研究和應用。雖然現在在美國進行人類幹細胞的研究已不受1995年的禁令約束，但在美國或是其他國家，對於人類胚胎幹細胞的研究仍顧慮到來源與取得上有明確的要求和限制，因此在醫療臨床應用或是研究上，人類胚胎幹細

胞仍受到道德倫理的限制而進步遲緩；另一個主要的問題在於，現在的胚胎幹細胞株並非來自患者本身，用於治療時無法迴避患者本身免疫系統的攻擊與排斥。

然而，人類 iPS 細胞的這個重大的突破，使得幹細胞治療獲得大大的進展，同時也解決了道德上及迴避了免疫排斥上的兩大難題，成為再生醫學所期待的細胞來源。而在 2006 年製作出 iPS 細胞的山中伸彌，也在短短六年後贏得了諾貝爾獎。

○ iPS 細胞之應用

幹細胞移植進行器官捐贈移植時面臨最大的難題，就是移植器官的排斥問題。病患必須要長期服用抑制免疫反應的抗排斥藥物，而這樣的藥物會產生許多副作用，於是限制了不同個體間的幹細胞捐贈，例如骨髓捐贈移植。iPS 細胞可由病患本身體細胞而得，因為是患者自身的細胞，如果將來可以分化，拿來做為自我細胞移植的來源，便可克服免疫排斥的問題；同時，在體外可以大量製造所需細胞，也能提供足夠的細胞來源。

○ 基因治療

來自遺傳性病患的 iPS 細胞，也可藉由基因重組技術來修復先天不良基因，移植回病患的組織器官中。在過去，這樣的技術使用成體幹細胞來執行，但成體幹細胞取得不易，也受限基因治療的發展。iPS 細胞當做基因治療標的這項技術也可在最近的研究中被證實；在鐮狀細胞性貧血（sickle cell anemia）中，研究團隊樹立 iPS 細胞後，修復突變的血紅蛋白（hemoglobin）基因，並且移植後便將 iPS 細胞分化至血球前驅細胞，移植回貧血症小鼠模式中，也成功形成正常的紅血球。

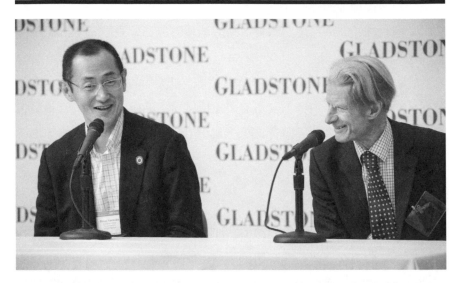

圖五 山中伸彌與約翰·戈登的研究證實，成體細胞能在特定條件下逆轉發育時鐘，重新轉變為具有多功能的細胞，因而獲得諾貝爾生醫獎殊榮，這些研究成果也為現代醫學帶來了卓越進展。圖為兩人於2012年10月受邀出席格雷斯頓研究所舉辦的國際研討會及記者會。（Copyright©, Gladstone Institutes）

◉ 藥物開發

目前針對一些難症進行藥物開發，例如第一型糖尿病或是阿茲海默症等神經退化症等的藥物開發，常缺乏一個良好的藥物研發平台。一般常見的平台均來自於小鼠模式；但是針對人類疾病，小鼠仍與人類有一些差異性，這也影響對於藥物的成效判斷。

人類胚胎幹細胞分化成各式各樣的細胞後，雖可提供人類細胞良好的平台，但iPS細胞可以來自於病患。由病患取得的iPS細胞，能分化成產生病變的細胞，因此這來自病患的分化後細胞，可成為病患專一性的

疾病模式（disease model）。藉由這種模式，能成為研究人類特殊疾病或是藥物篩選的重要平台。此外，由病患得到的iPS細胞，也是病患專一性（patients specific model）的平台，更可提供病患「個體化」的醫藥研究治療。

◎ 2012年諾貝爾醫學獎對於科學想法上的影響

　　戈登教授與山中教授因在「細胞命運再程序化」上的發現，提供發育生物學、生物醫學領域等許多新的思維。在發育生物學上，顛覆過去認為已分化細胞命運決定的路徑，告訴我們「細胞可以再被初始化」。此外，細胞的命運，也可透過關鍵性的轉錄因子來做轉換。

　　除了早期的桃麗羊之外，應用這樣的概念，在這一兩年已有科學家將心肌細胞命運關鍵性基因導入纖維化的心臟細胞中，讓纖維化的細胞再度回復到正常的心肌細胞。這樣的發現，也讓原本認為不可醫治好的心臟疾病，發展出了新療法。另外，科學家也運用相同的概念，將皮膚細胞「不透過」iPS細胞的階段，直接轉換成神經細胞或是肝臟細胞。這些新的發現，都可以說是「細胞命運再程序化」概念下的新發現。

陳彥榮：台灣大學生化科技學系
周成功：長庚大學生物醫學系

細胞的貨運系統——
抽絲剝繭囊泡運輸歷程

文│許英昌

囊泡為細胞中負責運送物質的貨運司機，
它們該怎麼協調？怎麼交貨？目的地在哪裡？都是一門大學問。
2013諾貝爾生醫獎頒給三位科學家，
肯定他們發現細胞內囊泡運輸分子機制的貢獻。

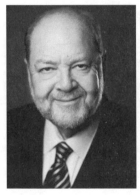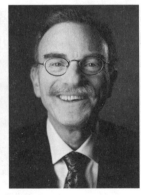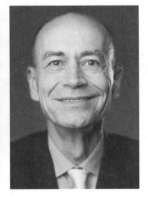

羅斯曼
James E. Rothman
美國
耶魯大學

謝克曼
Randy W. Schekman
美國
加州柏克萊大學

蘇德霍夫
Thomas C. Südhof
美國、德國
史丹佛大學
©The Nobel Foundation Photo:
Alexander Mahmoud

2013年諾貝爾生醫獎頒給耶魯大學羅斯曼、加州柏克萊大學謝克曼，以及史丹佛大學蘇德霍夫博士，肯定他們發現細胞內囊泡（vesicle）運輸的分子機制，此過程和胞器形成、營養物質吸收、荷爾蒙分泌以及神經傳導素釋放有密切關係，例如細胞製造胰島素後如何分泌，以及神經細胞如何釋放出神經傳導物質。三位獨具慧眼，謝克曼以酵母菌為材料，發現許多和囊泡運輸相關基因；羅斯曼揭開囊泡目標的結合所需蛋白；蘇德霍夫則發現訊息如何正確調控囊泡的運送。從分子遺傳學、生化及神經科學等不同角度抽絲剝繭，化繁為簡地提出理論進而實證，揭開整個反應的核心機制。

● 囊泡運蛋白質 機制費解

　　細胞有如一大工廠，內有許多部門，蛋白質於核糖體製造後，將運往其他胞器，如高爾基氏體、內質網等，做進一步的修飾、包裝後，再運往標的胞器或從細胞膜分泌出。囊泡有如一小卡車，將原製品送往各部門包裝處理。1970年，現代細胞生物學鼻祖派拉德（George Palade）博士，已發現於胞器間運送蛋白質的現象，囊泡能運送蛋白質，這些囊泡從胞器的膜上形成，釋放後能與目標的細胞膜融合。不一樣的囊泡，會將蛋白質運送到不一樣的目標。1974年，三位洛克菲勒學者，派拉德、克勞迪（Albert Claude）及迪杜佛（Christian de Duve）醫師，也因為發現「細胞內部構造及功能」的傑出貢獻，共同榮獲諾貝爾生醫獎。然而研究人員對囊泡如何形成、如何調控、何去何從，以及如何與目標細胞膜融合等細節並不明瞭。

　　羅斯曼及謝克曼深深地被這些問題所吸引。羅斯曼選擇傳統生化方法，將細胞打破後，在試管中建立一個分析方法，藉由重新組成的技術，

找出與此運送過程相關的物質。但當時一般皆相信，囊泡的運輸過程目標和位置有關，並沒有專一性，俗云「近水樓台先得月」，羅斯曼將細胞打破後，細胞內部空間結構就會改變，囊泡將找不到運送標的，因此當時他的想法並不受審查委員青睞。謝克曼是生化及電子顯微鏡專家，利用酵母菌遺傳學的方式，嘗試找出和細胞膜間運輸有關的基因。當時申請研究經費時，審查委員認為：第一、謝克曼沒有操作酵母菌的經驗；第二、他們不認為酵母菌運輸蛋白質的模式能應用到人類細胞上。因此當時審查委員並沒有通過他研究經費的申請。而即使羅斯曼和謝克曼的思考邏輯都不被當時接受，兩位科學家仍堅持己見繼續努力。

● 解開謎團 三人殊途同歸

　　謝克曼以酵母菌為材料，從八十七個對溫度敏感的突變種中找出兩個細胞，結果發現在這些細胞中，原來存在於細胞表面上的酵素，卻停留在細胞質內的囊泡中動彈不得，推論此突變的基因與細胞運送蛋白的過程有關，並經由電子顯微鏡證實，將此基因命名為 sec2。為了建立快且理想的篩選過程，謝克曼靈機一動地採用了離心方式。細胞若無法將蛋白分泌出來，將聚集於胞內，比重也比正常的重，藉此加速篩檢。他因此找到二十三個與影響分泌過程有關的基因，包括先前找到的兩個，並將這些基因對運輸影響的前後順序定位，而成為首先以分子遺傳學方式，研究細胞膜間蛋白質運送過程的生物學家。

　　羅斯曼則設計一個相當漂亮的實驗，利用重新組合的方式，首先示範即使細胞已被打破，囊泡仍能將蛋白質送往標的，證明空間限制並非影響運輸的重要條件。羅斯曼並與日內瓦大學奧奇（Lelio Orci）博士合作，發現囊泡在形成時會加上外膜。同時期，謝克曼的學生諾韋克

（Peter Novick）博士，發現這個過程需要GTP。羅斯曼利用阻礙劑，找到第一個囊泡與細胞膜融合過程中所需的物質稱NSF（*N-ethylmaleimide-sensitive factor*），並將此蛋白定序，竟然發現和謝克曼先前所分離的基因*SEC18*排列順序類似。

1989年，兩位學者從不同角度、材料及系統，終於找到彼此相互的交集，融合過程需要許多蛋白，如SNAP，v-SNARE及t-SNARE等的協助，後兩者如囊泡上的鑰匙及目標胞器上的鎖，結合後啟動融合。羅氏也藉此抽絲剝繭，瞭解每一蛋白質的功能。兩位並於2002年同獲拉斯卡基礎醫學研究獎。

另一方面，蘇德霍夫則從神經科學角度，探討訊息分子如何調控囊泡釋放神經傳導物質的分子機制。神經傳導物質讓我們瞭解人生的酸甜苦辣，腦海中數億個神經細胞的互動，使我們能感受萬花筒般的花花世界，舒服地享受華格納歌劇，聆聽Tu lo sai（義大利歌曲名，譯為〈你早知道〉）；也能在千鈞一髮中求生存。當鈣離子進入神經元細胞後，能使細胞在毫秒中釋放出神經傳導物質，而將訊息接力傳遞至下一個細胞。帕金森氏症即因產生多巴胺的黑質細胞不明原因死亡，然而儲存在囊泡內的神經傳導物質如多巴胺，如何反應訊息而釋放出呢？仍屬未知。

1970年倫敦大學卡茨（Benard Katz）博士，因發現神經傳導物質如何儲存、釋放與失去活性，榮獲諾貝爾生醫獎，然而鈣離子如何激發此反應，囊泡又如何與細胞膜融合而釋放傳導素呢？1980年代，蘇德霍夫探討神經細胞如何藉由囊泡，快速釋放神經傳導物質。當時史丹佛大學的席勒（Richard H. Scheller），首先從魟魚上發現融合的必要胞器「囊泡相關表面蛋白」，俗稱VAMP；隔年蘇德霍夫則從老鼠的腦組織中分離出相同蛋白稱Synaptobrevin。並接著分離另外一囊泡蛋白

稱 Synaptotagmin，當鈣離子出現時，它能與細胞膜上的重要成分磷脂結合。席勒發現此蛋白能與細胞表面上的 Syntaxin 蛋白質結合，而 Syntaxin 位於神經傳導物質釋放處。相對之下，羅斯曼以 NSF 為餌找到 SNAP-25、VAMP 及 Syntaxin。SNAP-25 乃存在神經末稍細胞表面的蛋白，結果更證明以上三種蛋白和囊泡內神經傳導素的釋放有關。席勒和蘇德霍夫也因研究神經細胞快速釋放神經傳導物質的機制有重大成果，而獲得 2013 年的拉斯卡基礎醫學獎。

　　三位學者分別從不同角度，終於解開蛋白質藉由囊泡於不同胞器間運送的機制，囊泡上的 v-SNARE 能與目標膜上的 t-SNARE 結合，並具專一性。

◉ 糖尿病及精神病患者受益匪淺

　　從哺乳類細胞中純化出與運輸有關的蛋白，其基因的排列順序與酵母菌中的相當類似，在演化過程中得以保留，證明這是一普遍重要的機制。此機制也解釋了許多重要生理功能，科學家發現於第二型糖尿病患者上，負責將糖類帶進細胞內的載體蛋白（glucose transporter）仍留在囊泡內，無法正確地送到細胞表面上，病人即使服用胰島素，細胞仍無法利用糖類。新藥開發則專注於使囊泡有效地運送到正確位置，以治療糖尿病。

　　另一方面，於神經科學的應用上，藉此科學家能改善神經傳導物質，如多巴胺的吸收及釋放，以治療精神病患者。科學家也持續發現 α-Synuclein 與帕金森氏症及神經退化疾病有關，此蛋白能協助囊泡融合所需胞器的組合，保護人們免於老化產生的神經性疾病。相對之下，引起精神分裂症、憂鬱症、雙重人格失常及許多腦部疾病的詳細原因仍

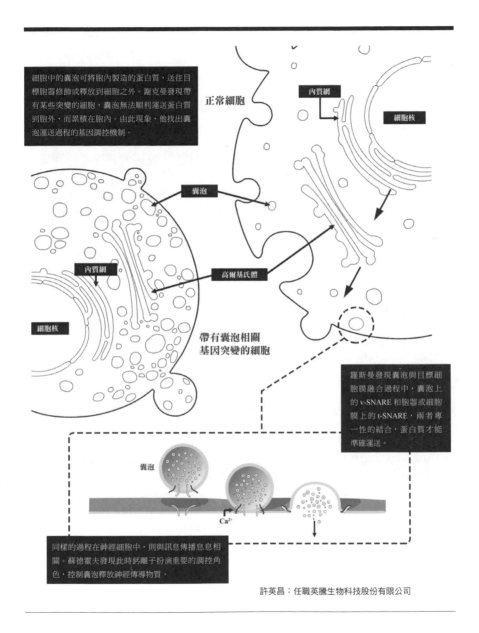

細胞中的囊泡可將胞內造的蛋白質，送往目標胞器修飾或釋放到細胞之外。謝克曼發現帶有某些突變的細胞，囊泡無法順利運送蛋白質到胞外，而累積在胞內。由此現象，他找出囊泡運送過程的基因調控機制。

內質網

細胞核

正常細胞

囊泡

內質網

高爾基氏體

細胞核

帶有囊泡相關
基因突變的細胞

羅斯曼發現囊泡與目標細胞膜融合過程中，囊泡上的 v-SNARE 和胞器或細胞膜上的 t-SNARE，兩者專一性的結合，蛋白質才能準確運送。

囊泡

Ca²⁺

同樣的過程在神經細胞中，則與訊息傳播息息相關。蘇德霍夫發現此時鈣離子扮演重要的調控角色，控制囊泡釋放神經傳導物質。

許英昌：任職英騰生物科技股份有限公司

屬未知，是否與神經傳導物質的運送及釋放有關，更是科學研究的一新方向。

2013年諾貝爾醫學獎別於往年，令人矚目者莫過於蘇德霍夫，他乃第一位於9月剛獲拉斯卡獎後，接著在10月獲諾貝爾獎的雙重得主，同時最遺憾者，莫過於席勒。

總而言之，科學精神在於觀察、假設、試驗、證明，並提出一理論，步步為營、沒有捷徑。如何落實基本科學精神，掌握競爭優勢，方能出類拔萃，諾貝爾獎的得主即是最好的印證。

參考資料：

1. Novick, P. and Schekman, R., Secretion and cell-surface growth are blocked in a temperature-sensitive mutant of Saccharomyces cerevisiae, *Proc Natl Acad Sci,* Vol. 76: 1858-1862, 1979.

2. Kaiser, C.A. and Schekman, R., Distinct sets of SEC genes govern transport vesicle formation and fusion early in the secretory pathway, *Cell*, Vol. 61: 723-733, 1990.

3. Perin, M.S. *et al*, Phospholipid binding by a synaptic vesicle protein homologous to the regulatory region of protein kinase C, *Nature*, Vol. 345: 260-263, 1990.

4. Sollner, T. *et al.*, SNAP receptor implicated in vesicle targeting and fusion, *Nature*,Vol. 362: 318-324, 1993.

5. Hata, Y., Slaughter, C.A. and S üdhof, T.C., Synaptic vesicle fusion complex contains unc-18 homologue bound to syntaxin, *Nature*, Vol. 366: 347-351, 1993.

許英昌：英騰生物科技股份有限公司

心之所向——
埋藏在腦內的空間導航系統

文｜李志昌

知道身處何處，是個攸關存亡的重要功能，
這些撲朔迷離的認知密碼如同計算機的運算，需要程式語言來編寫，
大腦當然也有自己的一套辦法……
2014年的生醫獎頒給了解開腦內空間導航系統的祕密的三位科學家。

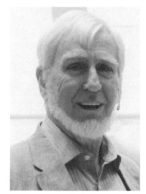 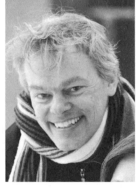 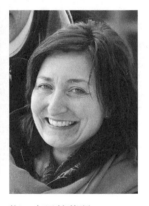

約翰・歐基夫
John O'Keefe
美國、英國
倫敦大學學院

艾德瓦・莫瑟 夫婦
Edvard Moser
挪威
卡夫利系統神經科學研究
所

梅・布里特莫瑟
May-Britt Moser
挪威
卡夫利系統神經科學研究
所

2014年的諾貝爾獎生醫獎的獎項,頒給解開腦內空間導航系統之祕密的三位科學家,他們的發現,闡述了神經細胞如何運作,讓我們在空間遊移的過程中,隨時感知身在何處,並且知道如何前往目的地。美國與英國雙重國籍的學者約翰‧歐基夫獲得一半獎項,而挪威的學者梅‧布里特莫瑟和艾德瓦‧莫瑟夫婦,共享了另一半的獎項。

◎ 腦內認知地圖的組成發現簡史

最早推論腦內存在有「地圖」一般的資訊機制用以導引行為表現的概念,可追溯到1940年代圖門(Edward Chace Tolman)的研究。他主張動物在熟悉與習得外界環境中的「所在地點」與「發生事件」之間關係的過程中,會逐漸形成一種他稱之為「認知地圖」(cognitive map)的內在地圖資訊系統。藉由此地圖,動物得以在環境中遊走,若熟悉的環境出現障礙物擋住去路,也可靈活地改道或是抄近路。圖門的「認知地圖」理論,與當時古典的行為主義者主張有所不同,傳統的學說認為複雜行為的呈現,是由一連串「刺激-反應」的關係所形成。在那個時代,還沒發展出適合的工具可用來研究這些觀點迥異的主張,只停留在理論思考的層次。

海馬迴是腦中處理資訊、形成短期記憶及長期記憶、空間感、時間感等認知功能的重要腦區。這些腦部結構與功能的關係,很多是基於對特定區域組織病變或損毀的觀察,另外也要感謝1950年代逐漸發展成形的電生理紀錄與微電極技術。1957年,斯柯韋爾與米爾納(Scoville and Milner)報導了海馬迴毀損導致無法形成新生記憶能力的著名病例:病人接受了顳葉切除手術的方式以治療癲癇,結果毀損了腦區,包括海馬迴前三分之二的部分以及鄰近結構,如內嗅皮層(entorhinal cortex)等

區域，結果此病人終其一生無法將日常生活中新增的經驗形成記憶。

　　過去科學家對行為與腦部活性之間的關聯性多有存疑，直到1960年代末期，歐基夫開始記錄清醒大鼠在空間中遊走時的神經訊號，得到一些寶貴的證據。1971年，歐基夫和他的學生多斯戳夫斯基（Jonathan Dostrovsky，目前是已從多倫多大學退休教授）在海馬迴中找到與空間特定位置有緊密關聯的細胞，他們採用可調整紀錄位置的多根微電極，記錄大鼠海馬迴的背側CA1等區域，以及齒狀迴（dentate gyrus）的神經細胞活性。從自由活動時的清醒大鼠身上，他們記錄到海馬迴內一種特殊的神經元活動，當動物遊走到特定區域時，會有神經活動顯著增加的反應，當離開那個區域時，神經活動則落入沉寂狀態。他們稱這些神經元為「位置細胞」（place cell），而位置細胞高度活躍的反應所對應到的遊移空間範圍則稱之為「場域」（place field）。

　　不同的位置細胞，對應到不同的場域，但是代表相鄰場域的位置細胞，其坐落於海馬迴的位置並沒有空間上的相鄰對應關係，整個遊移空間的資訊可藉由這些不同的位置細胞反應的組合代表。這個研究結果的提出，是「認知地圖」得以有神經迴路作為運作基礎的開始。1978年歐基夫與林內鐸（Lynn Nadel）出版專書《作為認知地圖的海馬迴》(The Hippocampus as a Cognitive Map)，從神經迴路的觀點，將空間感的認知功能相關研究推向一個全新領域。位置細胞的反應，有如映射在認知地圖上的點，讓大鼠知道身在何處。然而，歐基夫認為單有這些地圖上的「點」是不夠的，若要具備在空間中遊移的能力，還需要具備感測行進的方向與距離的能力，然而這種感測能力的處理，可能位於海馬迴之外。

　　1980年代，挪威的莫瑟夫婦在大學時期，曾進入皮爾·安德生（Per Andersen）的研究室做專題研究計畫，安德生當時已是研究海馬迴神經

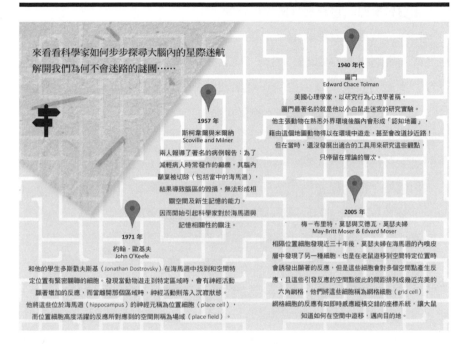

圖1 2014 年諾貝爾生醫學獎揭曉，正是由發現大腦中具有定位功能的神經細胞的歐基夫和莫瑟夫婦三人共同獲獎。他們解開這個在腦中如同 GPS 的定位系統，讓我們了解神經細胞是如何幫助我們認路的。

活性的知名學者，莫瑟兩人想要研究腦部活性與行為之間的關係，在當時的技術及已知的知識背景下，這個題目就彷彿企圖解開一個黑盒子內部運作般艱辛。安德生給了他們一個題目：要切除多大的海馬迴，才能讓大鼠完全喪失記住新環境的能力？他們把握了這個契機，並得到不錯的研究成果。在此之前，海馬迴被認為是一個組織均質的結構，但在這個研究中他們發現兩側海馬迴對空間記憶的重要性並不相等。同時，這個研究讓他們瞭解到解剖結構對腦部功能的研究極為重要，這個無價的

經驗，對日後他們的研究有很大的影響。

　　相隔位置細胞發現將近三十年後，2005年莫瑟夫婦在含有豐富投射路徑到海馬迴的「內嗅皮層」中，發現了另一種細胞，其興奮反應的方式與位置細胞的表現類似，也是在老鼠遊移到空間特定位置時會誘發出顯著的反應，但是這些細胞會對多個空間點產生反應，而非對單一空間點。如將神經活性的反應程度繪製在大鼠遊走的軌跡路線上，則會發現這些會引發顯著反應的空間點，彼此間有規則的間距，並且排列成幾近完美的六角網格，他們稱在內嗅皮層內發現的這種細胞為「網格細胞」（grid cell）。這些網格細胞的反應，有如即時感應縱橫交錯的坐標系統，讓大鼠知道如何在空間中遊移、邁向目的地。從海馬迴的位置細胞，到內嗅皮層的網格細胞，以及陸續在鄰近腦區發現與空間遊移能力有關的細胞，例如感測頭部方向的「頭向細胞」（head-direction cell）、同時具備網格細胞與頭向細胞性質的「結合細胞」（conjunctive cell）、感測障壁邊緣的「邊緣細胞」（border cell）等等，有如模組化的元件，逐漸拼湊出一個更大也更完整的網路架構，其中含括訊息傳入與整合處理、資訊記憶的儲

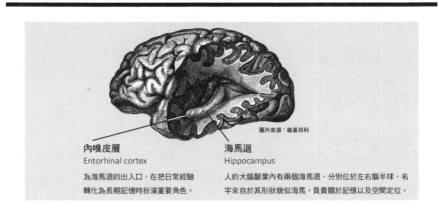

圖片來源：維基百科

內嗅皮層
Entorhinal cortex

為海馬迴的出入口，在把日常經驗
轉化為長期記憶時扮演重要角色。

海馬迴
Hippocampus

人的大腦顳葉內有兩個海馬迴，分別位於左右腦半球，名
字來自於其形狀貌似海馬。負責關於記憶以及空間定位。

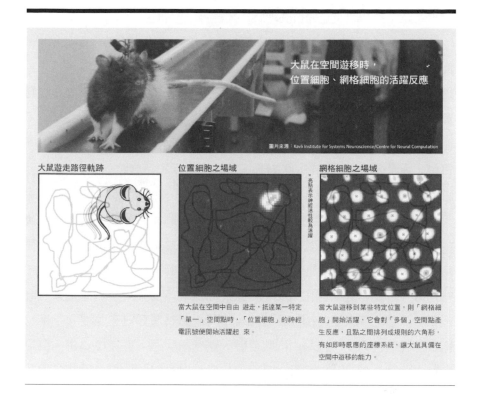

大鼠在空間遊移時，
位置細胞、網格細胞的活躍反應

圖片來源：Kavli Institute for Systems Neuroscience/Centre for Neural Computation

大鼠遊走路徑軌跡　位置細胞之場域　網格細胞之場域

※亮點表示神經活性較為活躍

當大鼠在空間中自由 遊走，抵達某一特定「單一」空間點時，「位置細胞」的神經電訊號便開始活躍起 來。

當大鼠遊移到某些特定位置，則「網格細胞」開始活躍，它會對「多個」空間點產生反應，且點之間排列成規則的六角形，有如即時感應的座標系統，讓大鼠具備在空間中遊移的能力。

存與再提取，以及以記憶為導向的思考與行為等，這些模組化的處理同時運作，賦予腦部空間認知的能力。

◎ 位置細胞（place cell）的運作

當活動大鼠在空間中遊走時，抵達某一特定區域時，神經的電訊號便開始活躍起來。不同的位置細胞定義不同的場域，整個環境空間的位置，可藉由不同位置細胞的活動組合來定義。這樣的神經活動，提供大鼠在遊走過程中，察覺自己是否正位在全域中的某一個點，有點類似

GPS系統中到達所設定的目的地時，系統會發出訊息告知。

當活動的空間轉移到另一個新環境時，位置細胞的活動會重新定義，此重製地圖（re-mapping）的過程，說明了海馬迴對空間認知的可塑性，這也像GPS系統功能，可重新設定有興趣的目標。當活動空間再度回到舊有的環境中，之前的位置細胞活動型態依然可重新召回，這又說明了記憶的形成及提取舊有記憶的功能，猶如可叫出GPS之前設定過的不同目標，或是按了Home的功能鍵後，當你安全返家時會聽到熟悉的語音：You have reached your destination！

GPS依靠衛星所發出的訊號，定位所在的經緯度坐標，再套用系統內建置的地圖資訊後，得知身處何處。然而海馬迴中的位置細胞，是如何察覺到特定的位置，然後活躍起來的呢？一個轉彎、一個地標、顏色、味道等，都是可能的線索或提示。雖然海馬迴本身並不屬於感覺皮層的一部分，它的活動型態卻與感覺傳入相關。海馬迴CA1區本身接受至少兩種路徑的傳入，一條經由內嗅皮層，經過齒狀迴，再經CA3區，到達CA1區；另一條則比較直接，從內嗅皮層直達CA1區。這些路徑接收彙整外界豐富的資訊，最終完成整合，達成定位的功能。

● 網格細胞（grid cell）的運作

1990年代，歐基夫的研究吸引了莫瑟夫婦到他的研究機構做博士後研究，之後莫瑟夫婦返回挪威籌組了自己的實驗室，進而在2005年發表了他們在內嗅皮層發現了「網格細胞」的研究結果。當大鼠在空間中自由活動時，走到空間中的某些特定位置，網格細胞便開始活躍，這些與細胞高度活躍程度相關的點（場域），在空間上排列成規則的六角形網格，他們認為這些細胞是空間中坐標認知的神經基礎。

　　網格細胞主要分布在內嗅皮層內側（medial entorhinal cortex, MEC），在MEC將電極從表層移往深層的位置所記錄到的網格細胞，其所形成網格狀單元場域的分布，具有規律的變化。在MEC表層的網格細胞，其對應的場域較為密集，單元場域的間距約30公分左右；而在MEC底層的網格細胞，則對應到較鬆散的場域，單元場域彼此的間距可達300公分或者更遠。網格細胞在MEC的所在位置深度，與其對應場域的單元間距，呈線性遞增的關係。

　　靠近表層的MEC網格細胞，會投射到背側的海馬迴位置細胞，而較深層的MEC網格細胞，則投射到腹側的海馬迴位置細胞。訊號來源端的網格細胞對應的場域網格疏密的分布特性，也會直接影響訊號接收端的海馬迴，使得海馬迴背側的位置細胞所對應的場域範圍較為集中，而海馬迴腹側的位置細胞所對應的場域則較為鬆散。

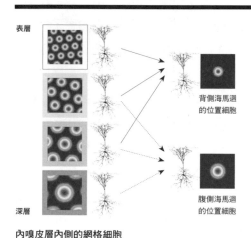

表層

背側海馬迴
的位置細胞

深層

腹側海馬迴
的位置細胞

內嗅皮層內側的網格細胞

* 圖點表示場域的分佈型態

網格細胞與位置細胞之間的連結投射關係

網格細胞主要分布在內嗅皮層內側。在內嗅皮層表層的網格細胞，對應的場域間距較為密集，而在內嗅皮層底層的網格細胞，則對應到較為鬆散的場域。靠近表層的網格細胞，會投射到背側海馬迴的位置細胞，使得其對應的場域範圍較為集中；而較深層的網格細胞，則投射到腹側海馬迴的位置細胞，其所對應的場域則相較鬆散。

除了網格細胞與位置細胞之外，也有其他相關的細胞在海馬迴鄰近結構，包括前海馬下腳（presubiculum）和旁海馬下腳（parasubiculum）等區域被發現，例如感測頭部方向的「頭向細胞」以及感測路徑障壁邊緣或起、末點的「邊緣細胞」。這些具有不同功能型態的神經元，像是多層的功能地圖，個別處理不同的資訊，最後經由功能的整合，逐將移動的距離、方向、領域邊緣等資訊，持續不斷地更新，讓大鼠在空間中知道如何繼續前進。

在空間巡遊的能力，需要即時處理各種環境與內部的線索，立刻做出反應。這些分散在不同區域、各司其職的細胞，到底是如何將訊息整合的呢？在海馬迴的CA1區可記錄到兩種「伽馬振盪」（gamma oscillation）：慢速的伽馬振盪（slow gamma oscillation）與CA3區的振盪同步，快速的伽馬振盪（fast gamma oscillation）則與內嗅皮層的第三層（MEC layer III）有同步振盪。這些相位和頻率相匹配的場電位振盪，提供了一個通訊交通的窗口。如果兩個結構處在不同步的振盪下，訊息通過的機會便明顯降低。海馬迴的CA1區利用混在一起的兩種伽馬振盪，分別與海馬迴CA3區以及內嗅皮層溝通。一來可以向CA3區提取記憶的資訊，另一方面可以從內嗅皮層來的訊息更新位置、方向、邊緣等資訊，因此這個大腦內建的GPS系統，可以執行位置細胞的任務，判斷是否已經遊走到達目的地。

神經振盪是中樞神經系統存在的一種重複性節律。透過單個神經元或者神經元之間的相互作用，神經組織可以通過多種方式產生振盪。

● 更多挑戰

知道身處何處，是一個攸關生死存亡的重要功能。網格細胞與位置

細胞這兩種細胞以及其他細胞的協同作用，讓動物在空間遊移的過程中，可持續追蹤本身所在的位置，有助於覓食、遷徙、或是躲避災難。這些成果都是建立在動物研究上，但已知在人的腦中也有類似的細胞。從這些基礎的研究中，闡釋了腦如何幫我們感受周遭環境，解開了埋藏在腦內的空間導航系統之謎。

位置細胞與網格細胞有緊密的協同作用，早期的阿茲海默症會影響到內嗅皮層，這可能是早期患者會有失去方向感而迷路的原因。當病症逐漸影響到海馬迴時，記憶受損的情況也隨之加劇。這些基礎的研究，也有助於瞭解病症的初期症狀，或可引領及早治療的措施。

計算機的運算，需使用例如Java之類的程式語言，腦的運算也有一套自己的運作語言，隱藏在神經電訊號漫射及沿著神經網路有韻律的迴盪中。這些撲朔迷離的密碼，將外在的實體世界映射到腦的感官認知層次，聲音、光線、氣味、空間感皆是如此，腦可能都是透過這樣的一套編碼語言的解析，完成對外在世界的認知。歐基夫對位置細胞的研究開啟了大門，莫瑟夫婦對網格細胞的研究更是青出於藍，腦部對空間感形成編碼的破解，將來或有可能挑戰不同範疇感官的認知。

延伸閱讀：

1. Moser, E. I., Kropff, E. and Moser, M.B., Place cells, grid cells, and the brain's spatial representation system, *Annual Review of Neuroscience*, Vol. 31: 69-89, 2008.
2. Giocomo, L. M., Moser, M.B. and Moser, E. I., Computational Models of Grid Cells,*Neuron*, Vol. 71: 589-603, 2011.

李志昌：臺灣大學生命科學系

2015

百萬人的福音——
寄生蟲疾病新療法

文｜施秀惠

寄生蟲病困擾人類數千年，
2015年生醫獎得主開發的新藥物，
對最具破壞性的數種寄生蟲病提供革命性治療。

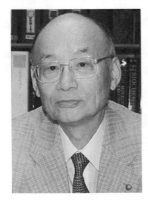

大村智
Satoshi mura
日本
山梨大學、北里研究所

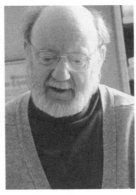

坎貝爾
William C. Campbell
愛爾蘭、美國
默克公司、德魯大學

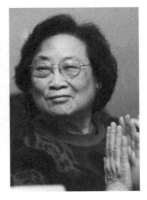

屠呦呦
Tu Youyou
中國
中國中醫科學院

2015年諾貝爾生醫獎得主之貢獻為研發抗寄生蟲藥物，大幅提升人類健康。相較於傳播迅速且致死率高的病毒和細菌性疾病，世人對久遭忽視的寄生蟲病明顯陌生而無感；而始於1901年的諾貝爾獎，百餘年來亦僅兩度獎勵寄生蟲學成就：1902年羅斯發現瘧蚊傳播瘧疾、1907年拉韋朗發現原生動物瘧原蟲為瘧疾病原。因此，輿情遂有「看不懂」的質疑：為何如此懷舊復古，頒給遠離我們已久的寄生蟲治療藥物？

諾貝爾委員會洞察世事，頌詞開宗明義、振聾發聵：寄生蟲病困擾人類數千年，導致全球嚴重健康問題，尤其影響最貧窮的人群，成為改善健康與福祉之障礙。獲獎者開發出的新藥物，對最具破壞性的數種寄生蟲病提供革命性治療。

臺灣和三種寄生蟲病間關係不一：瘧疾偶有外來病例，河盲症從未發生，而象皮病確曾荼毒金門地區。本文側寫諾貝爾獎示眾而不容忽視的三病，尤著重於臺灣前輩寄生蟲學家的貢獻。

○ 范秉真教授一網打盡班氏血絲蟲

俗稱象皮症的淋巴血絲蟲症，目前感染全球一百二十萬餘人，威脅五十八個國家近1.2億人口，其中逾90%係由隸屬圓形動物門的班氏血絲蟲（*Wuchereria bancrofti*）所引發。班氏血絲蟲成蟲寄生於人體淋巴系統，雌雄異體且為卵胎生，交尾後產出第一期幼蟲（即微絲蟲），蚊子吸食人血時攝入，在蚊體兩度蛻皮發育為感染性第三期幼蟲；再度吸食人血時注入人體，幼蟲移行至淋巴管，蛻皮兩次後發育為成蟲，將阻塞淋巴管，導致水腫、肢體腫脹如象腿、陰囊腫大喪失生育力等長期病變。

臺灣曾遭班氏血絲蟲荼毒，澎湖、金門和馬祖等離島的感染率逾10%，根除成就首推范秉真教授。范教授自1969年起，積極展開金門地

區血絲蟲防治工作。由於微絲蟲在人體晝伏夜出，夜間始出現於末梢血管，范教授團隊不辭辛勞，實施夜間全民抽血檢驗；一經篩檢確認，立刻投藥治療，並在全島定期噴灑殺蟲劑，力求撲滅病媒蚊。然而歷時三年仍成效不彰，遂大刀闊斧，仿照霍京醫師前例，在食鹽中加入微量殺蟲藥物海喘散（Diethylcarbamazine），同時全面停售普通食鹽，所有居民無論是否得病，皆食用政府配給的含藥「健康食鹽」。

海喘散包衣食鹽防治計畫成效卓著：自1974~1977年間，大小金門分別施行半年和四個半月後，感染率歸零。而後連續八年驗血追蹤，皆未發現微絲蟲蹤跡，證實血絲蟲症已在金門地區根除。范教授榮獲多項獎勵，隨即捐獻獎金於1980年設立「范秉真教授寄生蟲學研究論文獎」，激勵年輕學子投身寄生蟲學研究，延續至今。

血絲蟲症常識已藉文創作品普及傳播，醫師作家汪湘琦撰寫之〈無卵頭家〉，1987年獲得第一屆聯合文學新人獎短篇小說首獎，隔年改編為電影。描寫澎湖流行一種怪病，患者陰囊腫大達數十倍，不僅影響外觀更妨礙行動，部分患者忍痛割除，雖能順利跑船成功創業，卻也成為無卵頭家，中斷香火而衍生人倫悲劇。小說生動描述村民對此病的茫然困惑：「蚊子這麼小的嘴巴，怎能吹出如此巨大的卵袋？」評審委員雖決議發給首獎，卻仍在評審會議中提問：「真有這種寄生蟲嗎？」展望科普，路漫漫其修遠兮，有待上下而求索。

● 默沙東藥廠永久支援河盲症防治

河盲症的病原蟠尾絲狀蟲（*Onchocerca volvulus*）亦為血絲蟲，但傳播者為黑蠅。微絲蟲在皮下組織移行引起強烈發炎反應，發癢疼痛且可形成纖維性結節，若發生於眼部則可因慢性結膜炎而視力受損，甚至永

久失明。黑蠅生活於人類生活仰賴之河川，此症因此得名。

大村智和坎貝爾接力研發出治療血絲蟲的阿維菌素，進而修改出更有效的伊維菌素。坎貝爾任職於默克藥廠，該廠自1988年與卡特基金會合作，持續向撒哈拉以南的非洲各國贈送阿維菌素，而後更擴展到拉丁美洲各國。據WHO估計，此援助計劃已促使四千萬人免遭感染，六十萬人免於失明，確保一千八百萬兒童不致自出生即瀕臨感染與失明的威脅。此外，計有二千五百萬公頃沿河廢荒耕地得以復耕，每年農業生產收穫足以提供一千七百萬人所需的糧食。

中研院院士王正中1970年代任職於默克藥廠，探索阿維菌素導致線蟲肌肉麻痺的機制，發現係阻隔其連絡神經元和運動神經元間的傳導所致。王院士曾分享研究經驗：「身為研究者，應當以研究來促進人類福祉，做最深入的研究，而非最先進的研究。」誠哉斯言，寄生蟲學研究雖似非先進，但確實促進人類福祉而終獲諾貝爾獎肯定。

◎ 首支瘧疾疫苗2015年問世

瘧疾是古老疾病，初見於公元前三千餘年古籍，但嚴重性仍高踞真核類病原性疾病首位，估計全球約半數的34億人口遭受威脅，每年約2億人受感染，盛行率和致死率最高的是惡性瘧原蟲（*Plasmodium falciparum*）。防治寄生蟲病的基本原則為打斷其生活史，對瘧疾而言，即撲滅病媒蚊或免遭叮咬、投藥殺死人體內瘧原蟲，但由於瘧蚊和瘧原蟲雙雙產生抗藥性，根除瘧疾遂淪為空想。

瘧原蟲為單細胞孢子蟲，生活史複雜，可入侵肝細胞和紅血球並在細胞質內滋長繁殖，藉由裂殖生殖一分為多，迅速產生鉅量後代，亦增加防治上的困難。屠呦呦依循藥物治療途徑，篩選數萬種中草藥，萃取

出可有效殺死紅血球內瘧原蟲的青蒿素；而比爾蓋茲基金會則採取預防策略，戮力開發瘧疾疫苗。

歷經三十餘年的努力，首支瘧疾疫苗RTS,S（商品名Mosquirix）2015年7月通過歐洲藥品管理局核准，可望於2017年普遍接種。此疫苗激發的免疫力可阻止瘧原蟲入侵肝細胞及在胞內成熟增殖，進而遏制其繼續入侵紅血球而引發病徵。臨床試驗顯示對十七個月到五歲的新生兒最有效，感染機率可降低一半。

根除瘧疾已現曙光，相較於翻手雲覆手雨的政客，比爾蓋茲基金會和其他贊助機構，顯然更有獲頒諾貝爾和平獎的資格。

● 諾貝爾獎敲響警鐘

中文傳媒和科普雜誌報導本屆生醫獎幾犯同一錯誤：大村智和坎貝爾因研發出對抗蛔蟲引起的寄生蟲病新療法而獲獎。然而通篇頌詞並無蛔蟲（ascarid）字樣，治療對象更是寄生於循環系統的血絲蟲，與寄生腸道的蛔蟲分類地位迥異，無論棲所或移行路線，二蟲殊途，毫不相干。推測謬誤源頭，可能係通稿撰寫者誤解標題，不察roundworm（圓蟲或線蟲）係泛指包含十餘萬自由生活與寄生性物種之龐大動物門，以致眾口鑠金，以訛傳訛，益發突顯世人對寄生蟲的陌生與無知。

除上述三病，檢點非洲昏睡症、利什曼原蟲症、查加氏症、阿米巴痢疾、血吸蟲症、包生條蟲症和吃腦蟲導致的原發性阿米巴腦膜炎等寄生蟲病，乍看遙遠，實已兵臨城下，身為當今地球村成員，無人得以永保安康。本屆諾貝爾獎苦心孤詣，表彰三位年逾八旬、足為典範之科學家，同時警戒世人：寄生蟲病老而不殆，從未遠離，依舊糾纏人類。

施秀惠：臺灣大學生命科學系、臺灣養殖漁業發展基金會

拯救上億人的妙藥——
伊維菌素

坎貝爾與大村智共同發現了「阿維菌素」（Avermectin），其衍生物「伊維菌素」（Ivermectin）對河盲症與象皮病具有相當好的療效。在發現阿維菌素之前，得先從大村智的過去說起。

◉ 偶然的機會

大村智，1935年出生於日本山梨縣韮崎市。高中時期曾是滑雪健將，甚至可與奧運選手共同練習。原本當時的他並無就讀大學的計畫，後來因父親鼓勵才進入山梨大學藝學部，並於1958年畢業。1965年，他進入北里研究所（圖一），接著於1968年獲得東京大學藥學博士，1970年得到東京理科大學理科博士。

1971年，他申請獲得在美國衛斯理大學（Wesleyan University）提什勒教授（Max Tishler）實驗室的工作機會。提什勒曾擔任美國製藥大廠默克所屬的默沙東實驗室主任與美國化學學會主席，他安排大村智在大學擔任客座教授，這個職位讓大村智得以接觸到許多國際知名的研究者與企業家。1972年，大村智回到北里研究所之前，擔心日本國內的經費不足以維持他的研究，因此與默克藥廠協議設立「產學合作」方案，開創未來合作與發展的先例。

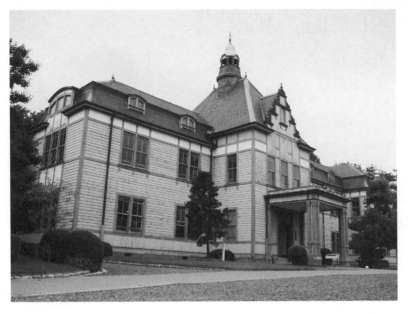

圖一　北里研究所。（Toby Oxborrow, https://goo.gl/w5B1I2）

● 發現鏈黴菌

之後，大村智為了找到具醫藥潛力的微生物，走遍日本各地收集土壤樣本。雖然當中有數不清的無用樣本，但他也得到了不少珍貴的成果，如發現星孢菌素（Staurosporine）。1974年，他發現了一種新型的鏈黴菌（Streptomyces）；鏈黴菌主要生活在土壤中，具有產生抗生素（如鏈黴素）的能力。

在過去，鏈黴菌難以人工培養，因此也難以發現新品系的鏈黴菌。但大村智發展出一種可大規模培養此類細菌的獨特方法，使他得以成功地在實驗室培養出鏈黴菌。在數以千計的培養液中，他選出其中最具潛

力的五十個培養液，進一步分析它們對抗致病性微生物的能力。

◉ 對抗寄生蟲的曙光

因為默克藥廠與北里研究所的合作協議，當時在默克藥廠工作的寄生蟲學家坎貝爾，得以獲得大村智的鏈黴菌培養品系。坎貝爾1930年出生於愛爾蘭，1952年畢業於都柏林聖三一大學（The University of Dublin）。1957年，在威斯康辛大學麥迪遜分校獲得博士學位。在1957至1990年間，他在默克藥廠旗下的默克治療研究所（Merck Institute for Therapeutic Research）擔任重要職位。

坎貝爾在分析大村智所提供的鏈黴菌後發現，當中某一個培養液具有對抗寄生蟲的能力，此菌種是大村智在日本靜岡縣高爾夫球場附近找到的。之後坎貝爾與其團隊進一步分析，發現當中的有效物質，將之命名為「阿維菌素」。阿維菌素不但對動物或家畜身上的寄生蟲具有效力，也能有效對抗人類的寄生蟲疾病。在坎貝爾與默克藥廠團隊的努力下，藉由化學修飾，將阿維菌素其中一個雙鍵氫化後，可變為更具效力的「伊維菌素」。

在1980年代，透過默克藥廠的專家試驗後，證明確能有效對抗血絲蟲。後來大村智主動放棄伊維菌素的專利特許權，使世界衛生組織得以從1987年開始，在非洲與中南美洲等地免費提供伊維菌素給當地人使用，有效治療許多河盲症與象皮病的患者。如今，在世界各地組織的合作下，這兩種病症可望在十年內根除。

中國首位諾貝爾生醫獎得主屠呦呦 ——抗瘧藥物青蒿素的發現

文│洪欣儀

中國中醫科學院無博士學位、未出國留學且無院士頭銜的首席女科學家屠呦呦，於八十四歲獲得 2015 年諾貝爾生醫獎，也是有史以來第十二位女性獲獎者。原因是屠呦呦帶領科研組發現及證實中藥裡的青蒿所含的青蒿素具有優越的抗瘧疾效果，此藥物挽救了無數生命，其中大部分是生活在全球最貧困地區的兒童。

● 發現青蒿素

在 1950 年代越戰時期，不管是美軍或是越軍都因為熱帶叢林地區瘧疾肆虐，造成部隊大量人員傷亡。中國方面為了協助解決瘧疾的困擾，指示全國各部門參加以瘧疾防治藥物研究為任務的緊急工作。這項研究工作除了解決當時唯一的抗瘧疾藥物「奎寧類」之抗藥性，還期望從中藥中尋求突破。

1969 年，屠呦呦被指派加入此研究，她首先收集中醫典籍裡關於瘧疾治療各種經驗方，命名為《抗瘧單驗方集》，包含了六百四十多種中草藥，其中就包含青蒿。屠呦呦及其同事利用現代科學方法，萃取植物裡

的有效成分並進行藥效試驗。但在初步篩選中，青蒿萃取物對瘧疾的抑
制率只有68%，比胡椒還不如，而且效果不太穩定，因此青蒿沒成為重
點研究對象。直到東晉葛洪的《肘後備急方 治寒熱諸瘧方》中的文字給
了屠呦呦靈感：「青蒿一握，以水二升漬，絞取之，盡服之。」青蒿絞汁
服用與一般中草藥煎煮的方式不同，她懷疑有效成分在高溫下可能會被
破壞。於是屠呦呦所屬的北京中藥所改以乙醚提取，控制溫度低於攝氏
60度，發現提取物對鼠瘧原蟲的抑制率可達百分之百，但毒性偏大。在
去除酸性部分後，得到抗瘧效價高、毒性小的乙醚中性提取物，青蒿抗
瘧研究由此取得了新進展。

青蒿的乙醚中性提取物經過動物毒性試驗和少量人體試服，證明無
明顯副作用後，於1972年8到10月進行臨床觀察，共二十九例，獲得不
錯的結果，尤其是對奎寧類藥物已具抗藥性的惡性瘧仍有不錯的效果。
同一時間，青蒿乙醚中性提取物被進一步分離純化，使用矽膠管柱層析，
與石油醚—乙酸乙酯梯度沖提，分離得到編號為I、II和III的三種結晶。
經鼠瘧原蟲篩選後，證實結晶II是唯一有抗瘧作用的化合物，將50至
100毫克的結晶II給小鼠灌胃，可使鼠瘧原蟲由陽性轉為陰性。中藥研究
所便將結晶II命名為「青蒿素II」。

在沒有高解析度核磁共振儀及質譜儀的時代，青蒿素的結構鑑定是
以IR（紅外光）、UV（紫外光）配合大量化學反應研究，得到結構的大致
狀況。但令研究員困惑的是，分子式$C_{15}H_{22}O_5$，以核磁共振光譜儀看來，
僅有一個氫原子與氧原子連在同一個碳上，在此情況下很難在15個碳上
排進5個氧原子，當初研究員曾思考青蒿素是否為過氧化物，但青蒿素是
一個很穩定的分子，熔點在攝氏150度左右都未見分解。所幸當時發現
的另一個天然物鷹爪甲素是個過氧化物，也同樣具有抗瘧的活性，於是

研究員通過定性及定量的分析，證實青蒿素也是個過氧化物。綜合所知，研究員提出了過氧基團位於內酯內的可能結構（圖一）。1975年透過單晶X光繞射分析（X-ray single crystal diffractometer）確認了實際結構，而絕對立體結構則是在1978年由反常散射的X光分析確定。

❂ 研製效果更好的衍生物

　　青蒿素具特殊骨架又有良好的抗瘧活性，立即引起藥物化學家的興趣，並展開一系列的結構修飾工作，希望能藉由改變結構的官能基團，來知道結構與抗瘧活性的關係，以發展出更具抗瘧活性的分子；另一方面，青蒿素的溶解度不佳，不利於吸收，所以一部分的研究致力於改善此問題。首先，研究者利用氫化法去除過氧化物，卻造成抗瘧活性喪失；而另一個設計僅是還原內酯環的羰基變回羥基，保留過氧化物的基團（圖二-1），此設計不僅保留了青蒿素原本的活性，還提供了一個很好的官能基，利於後續的結構修飾。之後的一系列青蒿素衍生物包括現在臨床使用的蒿甲醚（Artemether，圖二-2）及青蒿琥酯（Artesunatum，圖

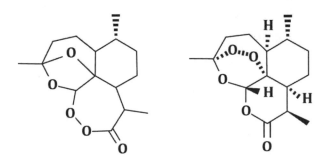

圖一　青蒿素的可能結構（左）及確切的結構（右）

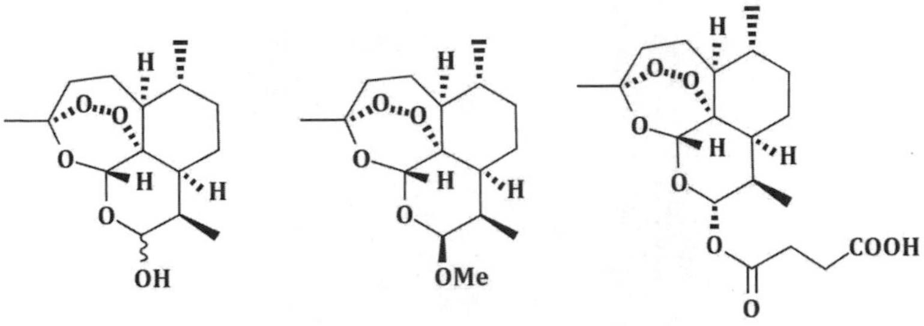

圖二　1為保留過氧化物的基團，2為蒿甲醚，3為青蒿琥酯。

二-3），都是由此設計衍生出來的。

◉ 青蒿素的來源

在蒿屬的植物中，以黃花蒿和青蒿含有最多青蒿素，且兩者在中國都有廣泛的分布。由於青蒿素的需求增加，目前在中國許多地區都有種植。儘管過去有試圖以組織培養技術來取得青蒿素，但成本太高且效果不理想，故仍以人工栽培為主。除了選擇有效成分含量高的品系外，溫室種植的溫度調控可增加43%的青蒿素含量。此外，肥料及收割時間也會影響青蒿素的含量。

當完成青蒿素的結構鑑定的同時，科學家便開始研究青蒿素的半合成與全合成路徑。半合成主要由青蒿酸經三步驟氧化還原而得。全合成步驟在1983年被發現，經由十三個步驟，總產率為2.1%。雖然經過幾次的改良將步驟縮短到十步，總產率提高到3.6%，但難度較高，產率也不易提升，因此還是以半合成或是人工栽培提取的方式為主流。

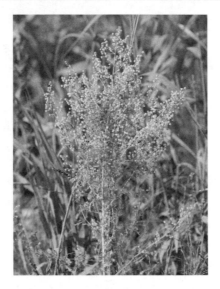

黃花蒿。(Kristian Peters)

● 青蒿素的臨床開發應用

青蒿素開發至今，我們對它的抗瘧機轉、毒副作用及臨床應用性已有一定的瞭解。在藥效上可分為兩步驟，首先當瘧原蟲寄生在紅血球時，青蒿素可同時在紅血球內部累積，此時青蒿素可被血紅素內的鐵催化，造成結構中的過氧橋裂解，產生自由基。此自由基進一步與瘧原蟲的蛋白質結合，使蛋白質失去功能而造成瘧原蟲的死亡。青蒿素類是低毒性的，主要的毒副作用是神經系統的損傷及心臟毒性，一般不易發生。

雖然臺灣目前被列為瘧疾根除的區域，但是青蒿素對發展中國家，如中國大陸、越南、非洲等有很大的貢獻，救了無數人的性命，所以屠呦呦才得以獲獎。中草藥已有數千年的臨床使用經驗，相信未來會有更

多的應用，造福人群。從此次生醫獎給我們所有年輕朋友與研究者的啟示，即是專心鑽研與付出從事對人類有益的研究工作，能呈現重大貢獻者，不分是否有博士學位或重大頭銜，均有機會獲得肯定。

洪欣儀：成功大學藥學系
吳天賞：成功大學藥學系

大隅良典與細胞自噬

文｜李岳倫

大隅良典在細胞內的回收及存活機制
扮演重要角色的「細胞自噬」之開創性研究，
直接影響我們對人類疾病的理解與治療。

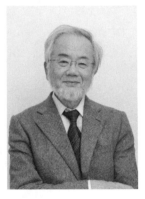

大隅良典
Ōsumi Yoshinori
日本
東京工業大學前沿研究機
構

「To die or not to die：that is the autophagic question.」這是法國國家
衛生研究院克勒默（Guido Kroemer）博士一篇論文的標題，意思是「死
亡還是生存，是自噬的問題」。的確，生死的奧祕，一直是人們終其一
生想要追求的聖杯。科學家也不例外，嘗試從生物個體或細胞層次來找
尋這問題的答案。怎麼死？什麼時候死？看起來簡單的哲學問題，卻也
是科學家從古至今以來的大哉問！能夠回答這些問題的研究，自然也是
重要發現。於是，2002 諾貝爾生醫獎就頒給揭開細胞死亡在控制器官
發育的分子機制的科學家，他們是加州大學柏克萊分校的布瑞納博士、
麻省理工學院霍維茲博士，以及英國劍橋大學蘇斯頓博士。依循化約論
（Reductionism），既然生物個體的基本單位是細胞，那細胞是如何調控
死亡？尤其是當細胞面對各種環境壓力下，如飢餓、缺氧、溫度、酸鹼，
細胞為因應惡劣環境，會啟動許多適應存活機制，在「適者生存」這隻看
不見的手推動下，這些機制就成為細胞存活下來的重要利器，其中一種
機制就是自噬作用（autophagy）。早在1960年代，就已觀察到細胞在面
臨飢餓時，利用自噬作用取得能量與養分度過危機，但機制不明。直到
1990 年代，才因日本科學家大隅良典的研究才真正瞭解其詳細機制，這
也讓大隅教授單獨獲得2016年的諾貝爾生醫獎。

◉ 大器晚成的大隅良典

　　七十一歲的大隅良典教授獲獎實至名歸，但他的研究之路並非一帆
風順。就在二次大戰太平洋戰爭終戰前的1945年2月9日，大隅良典出
生於日本福岡，從小受到父兄影響而啟發了對科學的興趣。1967年從東
京大學基礎科學科畢業，1974年獲東京大學理學博士學位。修業時期師
從今堀和友教授，專攻抗生素大腸菌素E3（colicin E3）抑制大腸桿菌

蛋白質生合成的研究。1974~1977年間，在恩師今堀和友的引介下，大隅良典遠渡美國，進入1972年諾貝爾生醫獎得主洛克菲勒大學艾德曼（Gerald Maurice Edelman）的研究室，擔任博士後研究員三年。坦白說，他在美國的三年博士後研究並沒有好成績，也許是在摸索自己的研究方向，慶幸的是，此時他找到了日後奠定他研究基礎的材料——酵母菌。返國後回到母校東京大學，按照日本大學的制度，一開始只能跟著安樂泰宏（Yasuhiro Anraku）教授做研究，也開啟了他在細胞液泡（vacuole）與囊泡（vesicle）的研究。從1977年擔任研究助手開始，1986年升任講師，1988年轉至教養學部（College of Arts and Sciences）生物系擔任助理教授，成立自己的研究室，這年已四十三歲，他曾自嘲那是個「很小的研究室，只有三個人」。即使獨立後，他仍沒有改變研究方向，還是專注並繼續蹲點在液泡的研究上，就這樣再蹲了四年，一直到1992年獨立發表了第一篇有關「細胞自噬」的論文。然後利用酵母菌陸續找到了一系列控制「細胞自噬」的基因。有自己研究主題、也有些成果後，他隨後在1996年離開東京大學，轉至位於岡崎的國立基礎生物學研究所擔任教授，這年他五十一歲。他在這完成了許多重要發現，直到2009年退休。然後同年轉至東京工業大學（Tokyo Institute of Technology）綜合研究院、前沿研究機構擔任特聘教授至今。因此他曾感慨地說，若當初沒有離開東京大學，也許無法完成這些有關「細胞自噬」重要的發現。

◉ 細胞的生死關頭抉擇：細胞自噬的奧祕

　　什麼是「細胞自噬」？簡單來說，細胞自噬是細胞對於自己的胞器進行分解、回收的機制。如果將細胞比喻成小型工廠，許多不同的部門（胞器）分工合作維持工廠的最佳運作。但若大環境不佳或員工壓力太大，

就可能造成各生產線中出現不良產品，這時該怎麼辦呢？沒錯！就需要有回收或銷毀系統。所以細胞內可藉由許多微小的「垃圾回收車」（囊泡）來清理異常的胞器、老舊的蛋白質或入侵的微生物等，接著將垃圾載往「垃圾處理場」（溶酶體，lysosome），整個過程稱為「自噬作用」。此英文單字也說明一切，Autophagy來自於希臘文的自我（self）和吃（eat）兩字的結合，因此也可以說Autophagy就是「自食」的過程。還有一個中文字更傳神，自食就是食我、就是「餓」，而自噬作用常發生在細胞很「餓」的時候。那細胞為什麼非得要自己吃自己呢？其實這過程對於細胞的生存是一個關鍵的機制。

回頭來談細胞死亡與自噬作用的關係，細胞可分成壞死跟好死。細胞死於非命，就叫壞死（necrosis）；和緩而有計畫性的死亡，就是好死，細胞生物學家給了這種死法一個很典雅的名稱，叫做「凋亡」（apoptosis），就是凋零而亡的意思。該字源自希臘文，用來形容樹葉或花的自然凋落的過程，而2002年諾貝爾生醫獎就是頒給了揭開細胞凋亡的分子機制。每個細胞都有其壽命，也有其階段性任務，當它們完成任務時，這些細胞會開啟一連串的程式性死亡，透過關閉能量工廠粒線體，這種死亡對於鄰近細胞不但沒有不良影響，還可分解成基礎原料供給鄰近細胞回收利用。當細胞在面臨環境壓力時，常需做出生死關頭的抉擇，那此時細胞又是如何調控死亡？原來，在細胞內會發現某些胞器（如粒線體）用類似細胞膜的結構包裹起來，然後與溶酶體融合來溶解掉這些可用的胞器，以取得能量與養分度過危機。而細胞自噬與細胞凋亡最大的差別，在於自噬只要度過危機，不見得會死亡；當然，在某些情況下，細胞自噬也會誘導細胞凋亡或者啟動自噬式的細胞死亡（autophagic cell death）。

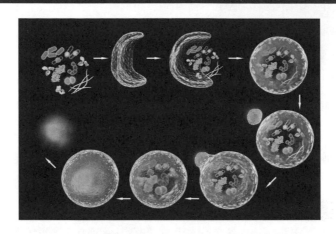

圖一　當細胞中聚集了許多異常或老舊的胞器，此時多種蛋白質和脂質先形成彎月狀的雙層膜構造，稱為囊泡，膜會逐漸增大，並將受損的胞器或蛋白質包圍，最後成為囊狀構造的自噬小體，並與溶酶體融合形成自噬溶小體（autolysosome），藉由溶體內水解酵素進行降解，稱為自噬作用。（shutterstock）

　　其實，「細胞自噬」現象早在1960年代就已經有科學家觀察到了。比利時科學家杜夫（Christian de Duve）因發現溶酶體（lysosome），獲頒1974年諾貝爾生醫獎。當時，他就懷疑那些要被送到溶酶體內分解的胞器，勢必經過一些運送過程，因此推論應有傳遞大型胞器到溶酶體內的機制。他發現，當細胞接受到營養或氧氣不足等訊息時，細胞內的蛋白質和脂質會形成彎月狀的雙層膜構造，稱為吞噬泡（phagophore）。吞噬泡會不斷增加新的膜，不斷長大將受損胞器或蛋白質包圍，最後形成囊泡，於是杜夫將這些囊泡命名為自噬小體（autophagosome），也將這個過程命名為細胞自噬，但是對其詳細分子機制卻是丈二金剛摸不著頭緒。大隅教授在 1988 年開始經營自己實驗室後，仍專注在研究酵母菌中負責

降解蛋白質的液泡，相當於人體中的溶酶體。當時學界已知人類細胞自噬作用，只是分子機制未知。研究液泡的大隅教授自然知曉自噬作用，於是他決定用酵母菌來幫助他研究細胞自噬的過程。不過他卻發現酵母菌太小了，小到連其內部構造都不易在顯微鏡下觀察，所以根本無法確定在酵母菌中真的有自噬作用。他想，如果不能直接觀察，那麼有沒有其他方法能間接證明酵母菌細胞中真的有此機制？於是，他先培養了一群缺乏液泡蛋白分解酵素的突變型酵母菌，如果能阻止分解過程，也許當細胞自噬被啟動時，自噬小體便會持續累積在液泡內，便可利用顯微鏡來觀察。然後他利用飢餓來引發細胞自噬的產生，果不其然，液泡在幾個小時內充滿了沒被降解的自噬小體。這個實驗，成功證明了酵母菌的確存在著細胞自噬，更重要的是，他現在擁有可以分析並找出細胞自噬關鍵基因的系統模型生物，於是他在1992年發表了這個重大的突破。

隨後，他以能隨機引發基因突變的化合物處理酵母菌細胞。按照他的假設，一旦參與自噬作用的重要基因被破壞，自噬小體便不會有累積的現象。僅僅經過一年的研究之後，不但成功找到第一個自噬作用中關鍵的基因，當時命名為 *APG1*，更一口氣找到了十五個自噬作用重要的基因，命名為 *APG1-15*，這些基因隨後在2003年統一命名為 *ATG*。由於大隅良典在自噬作用領域開創性的研究，「細胞自噬」從2000年來受到科學界的重視，也發現許多不同形式的細胞自噬。比方說「細胞自噬」依照分解對象的專一性，可分成非選擇性與選擇性。非選擇性「細胞自噬」常發生在面臨環境壓力時；而選擇性「細胞自噬」常負責細胞內控管品質的機制，比如當細胞碰到蛋白質損壞聚集、微生物入侵、粒線體損壞等危機時，就必須藉由特定接受器辨認清除。如損壞粒線體的清除，就是粒線體自噬（mitophagy），可透過自噬作用接受器自噬受體

p62（autophagy receptor p62）與粒線體上的接受器帕金蛋白（parkin protein）結合，負責回收受損的粒線體。另外，除了傳統的細胞自噬可分解回收胞器稱巨型細胞自噬（macroautophagy）外，還有微型細胞自噬（microautophagy）及需要伴護蛋白（chaperone）來辨認送到溶酶體的伴護蛋白媒介細胞自噬（chaperonemediated autophagy）等。

● 瞭解細胞自噬將有助疾病治療

起初，細胞自噬被發現是細胞面對各種環境壓力時的一種適應存活反應。不過，在大隅良典從1990年代的開創性研究後，人們慢慢知道細胞自噬扮演細胞內蛋白質與胞器的恆定及品質管控，包括長半衰期的蛋白質及粒線體、過氧化體（peroxisome）、內質網等胞器。因此，倘若細胞自噬的基因突變，可能影響有害的蛋白質和胞器的清除、細胞分化與胚胎發育過程、入侵的細菌或病毒的清除，就可能導致老化、癌症、神經系統退化疾病、第二型糖尿病及感染發炎反應等疾病。以失智症、帕金森氏症等神經退化性疾病為例，起因都是因為蛋白質不正常摺疊和堆積所致，而細胞自噬就像是清道夫一般，可以清除不正常結構的蛋白質。所以只要瞭解啟動細胞自噬的機制，就可能找到這些疾病的有效療法。

以下舉癌症為例來進一步說明。現在「細胞自噬」已作為開發癌症藥物的標的。因為當以抗癌藥物或放射治療時，會誘發癌細胞自噬作用的產生，作為維持存活的機制而造成抗藥性，常限制了癌症治療的效果。若能抑制細胞自噬，對抗癌可能會有幫助，如傳統上用於治療瘧疾與自體免疫疾病的奎寧（quinine）（圖二）就是細胞自噬的抑制劑。臨床上已將奎寧和常用的化療、標靶藥物結合，也有不錯的效果。當然，「細胞自噬」對癌症治療的角色並非如此單純簡單，別忘了「細胞自噬」也能誘發

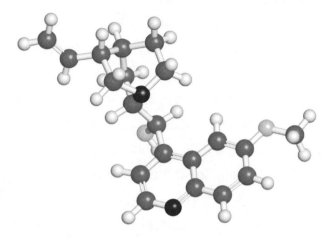

圖二　奎寧，分子式$C_{20}H_{24}N_2O_2$，從金雞納（cinchona）樹皮中萃取。氫（白色小圓）、碳（深灰色）、氧（灰色）、氮（黑色）。（shutterstock）

細胞死亡或凋亡。現階段對於如何調節「細胞自噬」來控制癌細胞的存活或死亡，所知還是相當有限。而保護細胞還是處死細胞的雙面刃角色，可能與細胞的形態、癌細胞微環境、刺激的種類與強度有關係。

◉ 結語與啟示

　　2016年10月，諾貝爾獎委員會宣布將生醫獎頒發給七十一歲的日本科學家大隅良典，官方新聞稿中表彰他對在細胞內的回收以及存活機制扮演重要角色的「細胞自噬」之開創性研究。他的研究開啟細胞壓力生理反應的另一種思維，以及在人體基本生理機制中扮演的重要角色，也直接影響了對人類疾病的理解與治療，包括癌症、老化、神經系統退化疾病和免疫反應。然而，當諾貝爾獎的10月熱潮過去後，不管是湊熱鬧或

羨慕之餘,還有什麼是值得我們參考學習的?

　　大隅良典是第二十五位榮獲諾貝爾獎的日本得主,也是在生醫獎領域的第四位日本得主,更是繼去年大村智之後連續三年日本人榮獲諾貝爾獎。一字攤開這些日本得獎者,絕大多數的工作都是在日本本土扎根數十年之久取得的,在數量上僅次於美國。這正是日本學者的特色:謹慎、忍耐、堅持,這也許跟他們的學術制度有關。首先,日本大學的教授不多,能夠成為教授的多是圈內真正的大牌教授,在研究經費和條件上佔有先天優勢,通常年輕學者會先選擇跟著他們做研究;再者,教授大都不會太限制副手們的研究細節,這些副手們也大多是自己獨立帶領團隊研究;再加上日本傳統的長幼尊卑、一絲不苟的傳統民族性,讓學者願意默默蹲點,最後尋求在自己的領域發光發熱。但在這種制度下,想要出人頭地,若不想等教授退休,就是轉到其他大學擔任教授一途,那麼就只有一個條件:必須做出優秀成果。正所謂「適度壓力使人成長」就是此義。

　　另外,大隅教授在受訪時表示,他很高興可以讓年輕人知道像他這樣的基礎研究者也能幸運獲獎。他認為,要求科學研究應當「有用」,形同宣判基礎科學死刑。因為「有用」這個詞正在戕害社會,基礎科學真正「有用」可能是十年後、或是一百年後。如此語重心長,可能也是因為看到現今日本社會不再重視基礎科學研究,年輕學者有追求眼前成果的傾向,甚至為了有用的名利鋌而走險,從事舞弊行為,如當年之小保方晴子事件。他以自己為例,當初開始做細胞自噬研究時,並不知這研究與癌症或神經退化疾病有何關係,而是自己的興趣驅使了這基礎研究的開始。因此他認為,去發現沒人做的事,其實是很快樂的。當被問到未來方向時,他說,科學是無法預測的,只能等待疑問陸續湧現,不過未來

還是會用酵母菌探求很多解答，希望能定量分析到底細胞自噬對代謝有何影響。相信這次日本的基礎研究再次獲獎，是給日本科學界重新肯定與鼓舞。

　　科學本來就無法準確預估前景的，或許基礎科學無法立竿見影，甚至立了竿，還見不到影。但是，只要撒下基礎科學的種子，默默耕耘，最後可能不只是開花結果，說不定哪天開花過程中也能招來蜜蜂釀成蜂蜜呢！期待臺灣社會也能放眼未來，將基礎科學研究視為一種「文化」，而不是只有「產業」。

李岳倫：國家衛生研究院癌研所，專長為癌症逆境生理研究

晝夜節律

文｜陳示國

為什麼大部分人早上起床總是艱辛困難？
為什麼出國工作或是旅遊還要面對讓人全身上下哪裡都不對勁的時差？
又為什麼許多急性心臟疾病好發於傍晚？
2017年諾貝爾生醫獎結合了研究生理時鐘運作的三位科學家。

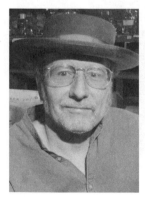

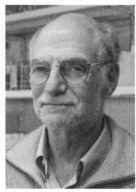

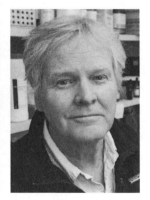

傑佛瑞・霍爾
Jeffrey C. Hall
美國
布蘭戴斯大學

麥可・羅斯巴希
Michael Rosbash
美國
布蘭戴斯大學、
霍華德休斯醫學研究所

麥可・楊恩
Michael W. Young
美國
洛克菲勒大學

時間,是一個對人類非常有趣而又難以捉摸的概念。許多歷史文明都在早期發展出記錄時間流逝的方法。然而,直到近六、七十年內我們才慢慢發現,幾乎每一個生活在地球的物種,原來體內都有一個調控一切生理功能的時鐘。在午夜時期,我們的體溫會降至最低,然而在凌晨太陽出來前,就算還沒有起床,身體就會先慢慢開始加溫,預備起床後需要較高的體溫進行活動。在太陽下山後數小時,體內的松果體開始釋放褪黑激素,幫助我們身體準備入睡。在晚上的時間,體內的血液幹細胞數量為最大數,並在我們休息時製造出最多的血球,而在此之前的下午時分,血液幹細胞就準備從骨髓中釋放出來。由此可知,生理時鐘能讓各個生物在一天中不同時間,預先準備相對應的生理功能,用最有效率的方式應付一天下來日夜溫差等環境劇烈的變化。

● 生物體內的生理週期

在歷史文獻中,很早就有記載動植物每一天會有一些規律的生理現象。在西元前400年,亞歷山大大帝的將軍安德羅斯提尼(Androsthenes of Thasos)與艦隊航行時,在日誌中記載了酸豆樹(羅望子)的葉片會在白天展開,在晚上關閉。而中醫中的《子午流注》(由黃帝內經整理而成)也記載了人體氣血的運行隨著一日中的時間而變化,原文一開始即寫到「子午流注者,謂剛柔相配,陰陽相合,氣血循環,時穴開闔也」。然而,這些記載並沒有明確指出這些現象是因為外在環境所調控或是生物體內有內生性節律,直到過了千年之後,在18世紀,才有一位天文學家麥蘭(Jean Jacques d'Ortous de Mairan)利用實驗方式,來探討生物時鐘的問題。他發現含羞草在白天時,葉子會打開朝向太陽,而在晚上會闔起。為了證明此現象是由外在日夜週期所誘導或是體內真的有一個

生理時鐘,他將含羞草放在暗盒中,發現就算沒有環境日夜週期,在暗盒中含羞草依舊保持每日週而復始的葉片開合循環,證實在生物中有個生理時鐘在控制一天中相對應的生理週期。

在 1900 年代,許多科學家投入生理週期的研究,奠定了這學門的基礎知識以及定義。晝夜節律(circadian rhythm)這個英文單字,是由希臘文中 circa(大約)以及 dian(天)所組成,原始的意思是接近 24 小時的週期性生理現象。而晝夜節律這個單詞,也準確地點出生理時鐘所代表的生理意義。我們體內的生物時鐘,並不是準確地以每日 24 小時作為一個循環,大部分的日行性動物,在沒接受外界日夜訊息時,以每一個週期稍微大於 24 小時進行循環,而大部分夜行性動物則以小於 24 小時為一天作為循環。科學家定義當沒有任何環境因子存在時,依舊能保持接近 24 小時的週期性生理現象才能稱作晝夜節律,而這樣的情況稱之為自主生理時鐘(free running)。

平均而言,人類的週期一天大約是 24.3 小時,因此,若沒有任何環境訊息,我們每天會越來越晚睡,也越來越晚起床,所以早上爬不起床、晚上睡不著,是體內生理時鐘作祟的其中一個因子。除了自主生理時鐘之外,晝夜節律第二個重要的定義在於環境同步(entrainment),也就是生理時鐘可被外在環境訊息所微調並且與其同步。一般而言,日夜週期是調整生理時鐘最強而有力的環境因子。我們的生理時鐘在一天中的不同時段,會對於外界的光線有不同的反應,例如在傍晚,光照會讓我們的生理時鐘延後,而清晨光照則會使我們的生理時鐘往前調整。結合這些光照,我們身體內的生理時鐘才能由每天 24.3 小時左右的自主生理時鐘,每天微調成 24 小時,與地球自轉一周的 24 小時日夜週期同步。也因此,出國調整生理時鐘最好的方式就是要在對的時候照光,前幾年甚

至有科學家為此寫了一個行動應用程式（app），告訴你在何時照光來加速時差的調整呢！最後一個特點是生理時鐘有著溫度自我調整的能力，一般生化反應會隨著溫度的增加而加速，然而，生理時鐘對於溫度有良好的調整回饋，不論環境溫度的升高或下降，生物在冬天或夏天生理時鐘每一個週期走的速度不會相差太多。要不然，當冬天平均氣溫比夏天下降攝氏10度，我們的生理時鐘速度也慢了一半的話，那每日週期就要變成雙日週期了。

◎ 生理週期的發現

　　雖然這些生理時鐘的特點逐一被歸納研究，然而體內為何有內生性的規律週期依舊讓科學家疑惑。如果生理時鐘由某些細胞內的分子機制所控制，那麼在某些具有特定突變的個體中，生理時鐘的週期應該會有所不同。而研究這類問題最佳的模式物種，就是奠定近代遺傳學實驗的模式生物──果蠅（Drosophila）。1970年代對生理時鐘這個研究領域而言非常重要，首先在1970初期，本澤（Seymour Benzer）以及他的學生科諾普卡（Ronald Konopka）發現了生理時鐘特別快、特別慢以及失去日夜節律的三種果蠅突變個體[1]，他們把這個未知的突變基因命名為 *period*，即週期的意思。而在相同的時期，摩爾（Robert Moore）以及朱克（Irving Zucker）二個研究團隊也在哺乳動物中發現視交叉上核（Suprachiasmatic nucleus, SCN），就是負責生理時鐘的腦部核區。當果蠅 *period* 突變株出現後，許多研究團隊相繼努力地想要將此基因找出，然而一直要到了1980年代，才由本屆諾貝爾生醫獎得主中的三位科學

1　三隻突變果蠅，依據其生理時鐘週期的快慢，特別快的命名為perS，特別慢的命名為perL以及失去日夜節律的命名為per0。

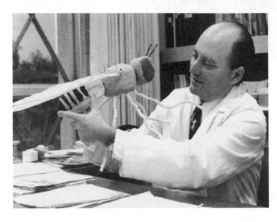

分子生物學家和行為遺傳學家本澤。（Wikipedia）

家，也就是霍爾、羅斯巴希及楊恩將 *period* 基因找到。

　　1980年代是基因克隆（clone）技術成熟的年代，那個時候大家都競爭著要將不同的基因定序，霍爾曾是本澤的博士後研究員，當他到布蘭代斯大學（Brandeis University）後，就與他的同事羅斯巴希合作；楊恩則在耶魯大學進行許多不同基因的定序。兩個團隊同時在1984年發表論文表示他們成功定序了 *period* 基因。後來，兩團隊的的研究成果都指出本澤當初發現的這三隻生理時鐘有問題的果蠅，都是因為 *period* 基因出現突變，只不過突變的位置不同，而造成完全不同的結果。很可惜的是，本澤已在2007年過世，要不然本屆諾貝爾獎委員應該會為怎麼把獎平分給四個人而頭大[2]。當然，利用基因突變來尋找生理時鐘基因並不是果蠅研究者的專利，在之後的二十多年間，科學家陸續在小鼠、倉鼠、阿拉伯

2　截至目前為止，諾貝爾獎單一獎項最多分給三個得獎者。

芥、麵包黴菌（Neurospora）以及藻類等模式生物中，找到了控制生理
時鐘的基因。後來，因為基因及蛋白質序列的分析，科學家發現大部分
與生理時鐘相關的蛋白質，均有一段類似的序列稱為PAS區段，而且每
個物種雖然隨著演化的過程變得各自不同，但是大家在控制生理時鐘上，
都還是利用相似的系統，日日夜夜計算著時間的流逝。

◉ 生理時鐘系統的運作

那麼，生理時鐘的系統是如何運作的呢？經過霍爾及羅斯巴希兩
位科學家的合作，以及羅斯巴希實驗室中一位博士後研究員哈定（Paul
Hardin）的研究，發現由 *period* 基因轉譯出來的蛋白質PER在一天中均
有表現，但是其表現量（包含mRNA和蛋白質）會在夜晚時變高，而在
白天時降至最低。然而，在PER蛋白質無法作用的果蠅突變株中，也就
是之前研究所發現沒有生理週期的那一個突變株，*period* 基因反而高度表
現。因此，他們大膽提出生理時鐘是由一個負回饋（negative feedback）
迴路所調控，*period* 基因表現後所產生的PER蛋白質，可以回頭抑制本
身基因的表現量。之後，楊恩找到另一個生理時鐘的基因——*timeless*，
timeless 基因製造出來的TIM蛋白質與PER蛋白質相互結合，進入細胞
核後，對 *period* 基因和 *timeless* 基因產生抑制作用。當然，僅有一個負回
饋路徑是無法形成週而復始的日夜循環的，楊恩又再發現另一個基因——
doubletime，這個基因製造出來的蛋白質DBT負責為PER蛋白質進行磷
酸化（Phosphorylation），當PER蛋白質被些微地磷酸化後，就會被分
解掉，直到TIM的蛋白質累積足夠量之後，PER才能夠免於被分解，並
且與TIM一起進入細胞核。這樣一個基因表現以及蛋白質數量累續出現
的延遲，是生理時鐘中調控週期長短非常重要的因素。試想，若一個可

以抑制自己本身產出的物質，在沒有任何時間延遲的狀況下是沒辦法被生產出來的。因此，DBT負責控制PER蛋白質的數量，延緩PER蛋白質累積，使其累積速度大約比 period 基因的表現晚了4~6小時。如此，一個週期性的負回饋路徑才能一日又一日規律地反覆下去。除了「調控基因表現」的負回饋調控外，「蛋白質調控」在生理時鐘的運作也扮演非常重要的角色。

近年來，更多調控生理時鐘的基因陸陸續續被找到，除了 period 這類負回饋因子之外，還有許多正因子分子參與生理時鐘的運轉，這些正因子，包含果蠅中的 clock 和 cycle，以及哺乳動物的 clock 和 Bmal。以果蠅為例，每日的下午，CLOCK與CYCLE蛋白結合啟動 period 與 timeless 的基因表現，到了傍晚PER蛋白質才開始慢慢累積，因為DBT會磷酸化PER造成其降解。到了午夜，PER終於累積到足夠的數量，與TIM一起進入細胞核中，抑制自己的基因表現。一直到了清晨，period 與 timeless 基因表現下降至最低，因此白天時PER蛋白質在細胞質內的數量也因降解而下降，這時CLOCK與CYCLE蛋白終於解除了被制的狀況，在下午時再度結合啟動 period 與 timeless 的基因表現。這樣的分子機制，就是由三位得獎者的研究所奠下基礎而逐漸發展出來的（圖一）。到了現在，我們已知超過十種以上控制生理時鐘的基因，並且組成了像魔術表演一樣環環相扣的狀態，一個個串在一起，提供一個非常穩定的時鐘。

◉ 人類的生理時鐘

雖然生理時鐘最主要是幫助生物預測24小時間環境的劇烈變化，以及在一日活動週期中不同時間、最佳化不同的生理功能，那我們自然也會關心生理時鐘與人類的健康是否有關連。因此，關於生理時鐘在人類

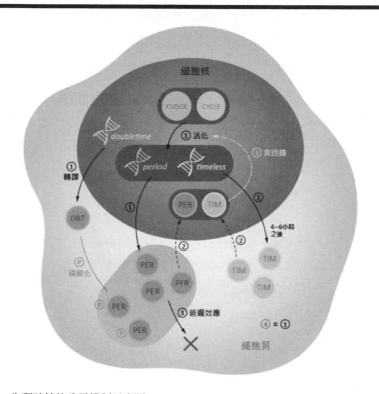

圖一 生理時鐘的分子機制示意圖。

① CLOCK與CYCLE蛋白在下午時活化，啟動 period 與 timeless 的基因表現，由於 DBT的作用，PER至傍晚（4~6小時）待TIM越來越多後，才逐漸累積（延遲效應）。

② 到了午夜，PER足夠後，與TIM一起進入細胞核中，負回饋抑制CLOCK與CYCLE 蛋白對於 period 和 timeless 基因的啟動，抑制PER與TIM蛋白的生成。

③ 清晨，period 與 timeless 基因表現量降至最低。白天時PER蛋白因 period 基因被抑制 沒有新的蛋白質生成，而現存的蛋白質降解，因此在細胞內整體數量下降。

④ 下降到細胞質內PER與TIM表現量極少時，此時週期又進到下午。這時CLOCK與 CYCLE終於解除了被PER與TIM抑制的狀況，於是再度開啟 period 與 timeless 基因的 表現（回到①）。

上也有不少的研究,我們知道人類睡眠與清醒週期是被生理時鐘所調控,可能很多人都有經驗,晚上熬夜大約在凌晨3、4點時最想睡,但是過了這個時間,睡意似乎會消失一點,且身體的反應也會變得比較快,這是因為生理時鐘調控睡眠的力道在凌晨後會慢慢變弱。

近年來,也有許多研究指出,生理時鐘混亂或許對健康真的有些影響,包含代謝疾病、心血管疾病、心理疾病以及癌症。在工業現代化的年代,許多工作需要夜間值班,這類工作時間不定的人比起一般白天上班的人,有更高的機率得到過胖以及糖尿病等代謝疾病,也有較高機率出現心血管疾病。另外,航空業在長途飛行的航線上,機組人員長年來需要在不同時區間工作,統計分析指出這些人得到癌症的機率也較一般大眾稍微高一些。不過,這比一些遺傳因子所造成的影響還是小得多,因此,大家不需太恐慌而不敢出國、到不同時區的地方旅遊。從另一個面向來看,癌症研究指出,癌症病人的癌細胞中除了致癌基因外,也曾發現生理時鐘的基因出現混亂的現象。甚至有些人類基因學的研究指出,許多生理時鐘基因的變異與心理疾病有關聯性。綜合這些觀點,有一個良好並與環境同步的作息,讓體內的生理時鐘幫助我們,規律性的調節並且整合生理機能,可以讓我們維持最佳的健康狀態。

○ 結語

最後,我們要感謝這三位諾貝爾獎得主科學家的努力,讓我們瞭解生理時鐘在體內基因層面如何運作,這些成果開啟了更多近代對於生理時鐘的研究,晝夜節律這個研究領域,相較其他生物學領域,算是較晚起步,因此還有許多未知的問題等待我們去探索,而且當前研究也還大部分著眼在生理時鐘的基礎。或許我們可以期許未來,當我們對生理時

鐘有更全面性的理解後，可以讓大家在不同的環境下都有良好的健康，或是對於調整時差有更好更快速的方法。最後，祝福大家都有個健康的生理時鐘，好似《莊子·讓王》所云：「日出而作，日入而息，逍遙於天地之間。」

陳示國：臺灣大學生命科學系

2018

癌症免疫療法

文｜沈家瑞

2018年諾貝爾生醫獎頒給了艾利森與本庶佑，
得獎的原因是他們發明了
「透過抑制負向調控免疫功能運作的癌症免疫療法」。

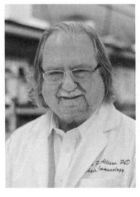
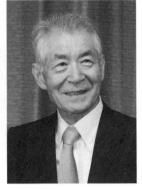

詹姆士・艾利森
James P. Allison
美國
德州大學安德森癌症中心
免疫學部
（The University of Texas MD
Anderson Cancer Center）

本庶佑
Tasuku Honjo
日本
京都大學高等研究院

2018年諾貝爾獎於10月1日正式揭開序幕，首先在諾貝爾生醫獎，由美國德州大學安德森癌症中心（The University of Texas M. D. Anderson Cancer Center, UT MDA）的艾利森與日本京都大學的本庶佑同享殊榮，得獎的原因為發明「透過抑制負向調控免疫功能運作的癌症免疫療法」。

1995年，艾利森研究發現了細胞毒性T淋巴細胞抗原4（cytotoxic T-lymphocyte-associated protein 4, CTLA-4）可抑制T細胞活化，並證明CTLA-4的抗體可以阻斷抑制T細胞活化的訊息傳遞，導致T細胞活化並進行癌細胞的毒殺。本庶佑教授則於1992年發現計畫性死亡蛋白質-1（programmed cell death protein 1, PD-1）位於T細胞上，當其訊息傳遞時會誘發程序性的細胞死亡反應，並證實其在腫瘤逃避毒殺機制上扮演著關鍵角色。上述兩者的抗體藥物陸續被研發，並經臨床試驗證明單一或合併使用抗CTLA-4抗體及抗PD-1抗體可殺死癌細胞，能治療癌症並顯著延長部分患者的生命。二人也因引領癌症治療進入全新紀元，曾於2014年獲得由尹衍樑博士所設立的第一屆唐獎（Tang Prize）生技醫藥獎。

◉ 免疫檢查點

免疫系統的功能主要是保護人體免受外來微生物的侵襲，關鍵過程在於如何辨識與區分「自我」與「非自我」分子，進而促成重要的T淋巴細胞活化。而T細胞活化過程則仰賴抗原呈現細胞（antigen presenting cells），將抗原消化再重新組裝成讓T細胞可以識別的型態，並受到T細胞和抗原呈現細胞上分子的精密調控，而這些分子即稱為免疫檢查點（immune checkpoint）。在這些分子中，有些會促進T細胞活化，刺激免疫反應的發生，以確保免疫系統足以對抗入侵的病原體；有些則會抑制活化訊號，扮演抑制的角色、避免免疫系統過度活化而造成組織傷害

之虞。事實上，免疫檢查點常被視為免疫系統中抑制型的調控分子，在免疫反應發生時傳遞抑制訊號，以避免或減少組織損傷，維持不影響自身組織細胞的自我耐受性（self-tolerance）。

目前，已有多個具有此功能的免疫檢查點分子被發現，其中最知名的就是分化群28（cluster of differentiation 28, CD28）受體（receptor）家族，它存在於T細胞上，並作為調控T細胞活化的共同刺激信號受體。其中，CD28是傳遞刺激的共同受體，而CTLA-4則是傳遞抑制信號的共同受體。這兩個分子主要對應的結合分子是位於抗原呈現細胞上的B7家族配體（ligand），包括B7-1（CD80）和B7-2（CD86）。B7-1/B7-2 不僅結合CD28，也與CTLA-4結合。已知CD28通常大量表現在成熟T細胞上，而CTLA-4則少量出現已活化的T細胞上。如前所述，由於CD28是傳遞刺激的受體，會誘發T細胞的活化和存活反應，而CTLA-4是傳遞抑制信號的受體，則會抑制T細胞的活化反應。因此B7-1/B7-2：CD28/CTLA-4的訊號傳遞途徑與T細胞的活化相當重要。

除了CTLA-4，最初另一個引人注目的T細胞抑制性受體則為PD-1。PD-1也是表現在活化的T細胞上，通常會在抗原刺激活化後就立即產生。而PD-1 傳遞抑制信號的方式，是透過與通常表現在抗原呈現細胞上的特定配體（PD-L1 和PD-L2）結合，進而誘發個體自我保護的程序性細胞死亡（apoptosis），達到抑制活化T細胞的反應。已知與CTLA-4一樣，在T細胞活化的早期階段，只要少許的PD-1便足以抑制T細胞的活化。因此，PD-L1/PD-L2：PD-1的訊號傳遞途徑，在調節T細胞的活化反應及維持免疫耐受性上，也扮演著關鍵性的角色。

事實上，免疫系統雖有複雜且精密的調控機制，但在許多疾病的發展過程中，也發現免疫系統的調控會有失常的狀況，因而造成疾病的發

生。舉例而言,當調控免疫反應的功能不正常時,反應過度的免疫系統可能無法辨識敵友,進而破壞自我細胞組織,導致自體免疫性疾病(autoimmune disease)。另一方面,在癌症的發展中,免疫系統雖然可在腫瘤發生初期識別癌細胞並在免疫監視(immune surveillance)的過程中清除癌細胞。然而,腫瘤細胞為了生存,會發展出免疫逃避(immune escape)機制來逃避宿主的抗腫瘤反應,例如癌細胞會改變自身,降低特異性腫瘤抗原或可成為免疫系統標靶的主要組織相容性複合體(major histocompatibility complex, MHC)分子表現。又如癌細胞會在其表面表現B7家族配體,藉由結合T細胞上的共同受體後傳遞抑制信號,使腫瘤細胞可以調控宿主抗腫瘤T細胞的活化反應。多年來科學家多方嘗試,企圖釐清腫瘤細胞逃脫免疫監視的機制,並對應發展疫苗及免疫療法,強化免疫系統自身對抗癌症的能力。

◉ CTLA-4抗體療法的誕生

1995年,艾利森和另一位科學家同時發現CTLA-4是調控T細胞活化、傳遞抑制信號的共同刺激受體,並首度提出此分子將可成為癌症治療的標靶分子。在1992年時,艾利森已先證明CD28的訊號在活化和不活化T細胞的重要性及必要性,爾後一連串的研究佐證了BB7-1/B7-2:CD28/CTLA-4 的相互作用,並透過所開發的CTLA-4免疫癌症治療,開啟癌症免疫檢查點療法(immune checkpoint therapy for cancers)的序幕。並在1996年,利用小鼠黑色素瘤的實驗動物模式,證實使用CTLA-4抗體結合顆粒球/巨噬細胞集落刺激因子(GM-CSF),可以根除80%已建立的腫瘤。其中,CTLA-4抗體的施用明顯增強T細胞的活化和記憶,隨後促成CTLA-4單株抗體藥物的開發及黑色素瘤的臨床試驗,證

明CTLA-4抗體藥物對末期轉移性黑色素瘤患者有顯著療效，並於2011年被美國食品藥品監督管理局（U.S. Food and Drug Administration, FDA）核准上市用於治療黑色素瘤。

在開發CTLA-4 抗體藥物期間，艾利森和其團隊有注意到以CTLA-4抗體治療可能會產生與免疫反應相關的副作用，但大多數是屬於低等級可接受的反應，或可透過早期診斷發現而做適當的醫療處置。不過，仍有10~17％的臨床患者表現出高等級的免疫相關副作用，其中也有2~3％導致患者死亡。儘管如此，在死亡率偏高的轉移性黑色素瘤，有22％的患者在使用CTLA-4抗體治療後，獲得三年或更長時間的生存期。因此，目前CTLA-4 抗體治療仍被視為是伴隨可接受的免疫副作用風險中，最有力的治療。

● PD-1抗體療法的誕生

1992年，本庶佑首度發現PD-1是免疫球蛋白基因超家族的成員，並證實PD-1是T細胞的抑制受體，而此蛋白質在癌細胞逃避免疫監控的機制上扮演關鍵角色。此外，也發現PD-1和PD-L1在腫瘤微環境中會增加，因此抑制許多誘發抗腫瘤反應的細胞激素生成。若施用PD-L1抗體，可顯著抑制小鼠骨髓瘤細胞及黑色素瘤的生長，其中機制可能透過在腫瘤患處增加具攻擊能力的T細胞、延長T細胞增殖複製及相關細胞激素的產生來抑制腫瘤生長，顯示出應用PD-1抗體的策略，可破壞其與配體之間的相互作用，並誘發特異性腫瘤免疫反應。

目前，已有多種針對PD-1的抗體藥物取得美國FDA的核准，作為治療癌症的試驗用新藥。其中，經臨床試驗證實，PD-1抗體藥物對非小細胞肺癌、轉移性黑色素瘤和腎細胞癌患者具有療效。雖然其中有些病

患會有較嚴重的結腸炎等副作用,但大多數患者僅出現輕微的不良事件及副作用。此外,合併使用CTLA-4抗體和PD-1抗體,似乎比單獨使用CTLA-4或PD-1抗體藥物在治療癌症的效果更佳,更能顯著延長病患生命。

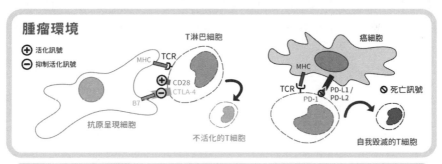

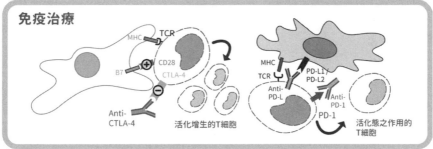

圖一 在腫瘤環境及免疫檢查點療法中,參與抗腫瘤免疫的T細胞的示意圖。顯示T細胞上CD28、CTLA-4和PD-1與抗原呈現細胞和腫瘤上的配體之間的相互作用。在CTLA-4抗體和PD-1(PD-L1)抗體存在下,抑制T細胞活化的信號被阻斷,而反過來增強T細胞活化並隨後增強抗腫瘤的免疫反應。

◎ 結語

　　雖然手術、傳統化學藥物和放射線治療仍是目前最常用於治療癌症的方式，但艾利森和本庶佑帶領的研究及臨床團隊所開發出的免疫檢查點療法，為癌症治療帶來另一種治療模式，也因此目前全球有許多針對大多數癌症的免疫檢查點療法開發和臨床試驗正在進行中。最後值得一提的是，這應該是諾貝爾生醫獎首度認可科學家在癌症治療的開發，兩位科學家透過施用CTLA-4和PD-1抗體藥物有效地控制癌症，此結果對於許多癌症患者及家屬而言，彷彿在黑暗中見到一線曙光，帶來全新的希望。

延伸閱讀：

1. D.R. Leach, M.F. Krummel and J.P. AllisonEnhancement of antitumor immunity by CTLA-4 blockade, *Science*, Vol. 271(5256): 1734-1736,1996.
2. Okazaki T and Honjo T., PD-1 and PD-1 ligands:From discovery to clinical application, *Int Immunol.*, Vol. 19: 813-824, 2007.
3. Chen YS and Shen CR., Immune checkpoint blockade therapy: The 2014 Tang Prize in Biopharmaceutical Science, *Biomed J.*, Vol. 38: 5-8,2015.

沈家瑞：英國布理斯托大學免疫學博士，長庚醫學生物技術暨檢驗學系

從腎臟細胞發現呼吸奧祕

文｜許惇偉

2019生醫獎得主們
發現人類及動物細胞感測氧氣濃度變化的機制，
並利用此機制調節基因表現來適應缺氧的壓力而獲獎。

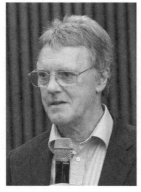

雷克里夫
Sir Peter J. Ratcliffe
英國
牛津大學、
法蘭西斯克里克研究中心
（by Casa Rosada (Argentina
Presidency of the Nation), CC BY 2.5
ar, Wikimedia）

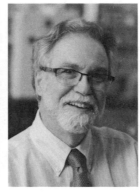

塞門薩
Gregg L. Semenza
美國
約翰霍普金斯大學、
細胞工程研究所
（Johns Hopkins Medicine）

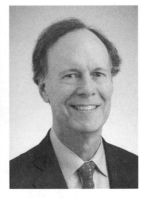

凱林
William G. Kaelin Jr
美國
哈佛大學、
霍華德休斯醫學研究所
（Steve Marsel Studio Dr. Kaelin's lab
is at Dana-Farber）

1978年，甫自劍橋大學畢業的雷克里夫（Sir Peter J. Ratcliffe）醫師到了牛津大學附設醫院，選擇腎臟專科，並在臨床工作之餘，也積極接觸基礎醫學研究。在腎臟的功能研究上，雷克里夫對於部分腎藏細胞能感應血液含氧量降低，進而分泌紅血球生成素（erythropoietin, EPO）的現象特別感興趣。紅血球生成素當時已知是由胎兒的肝臟細胞或成體腎臟細胞所分泌，可刺激紅血球增生，以運送更多氧氣，克服低氧（1%O$_2$）對哺乳類的影響。

為了更加瞭解負責製造EPO的基因為什麼於低氧時會專一在腎臟細胞表現？雷克里夫於1989年在牛津成立自己的研究室後，便開始以分子生物學工具研究EPO基因。1991年，他與美國科學家塞門薩（Gregg L. Semenza）幾乎在同一時間發現EPO基因末端的一小段約七十鹼基對（base pair, bp）的DNA序列，是低氧時控制EPO基因表現的關鍵。這段特殊序列具有典型基因增強子（enhancer）的功能，可用以增強其鄰近基因表現，這段序列後來被命名為低氧反應單元（hypoxia response element, HRE）。

當時，臨床經驗豐富的雷克里夫注意到，某些腎臟失能的患者依然可以因為低氧而誘發EPO表現，這隱約透露成人個體中被低氧誘發的基因可能不局限於腎臟細胞。他接著發現，不論是人類或小鼠細胞中，該特殊增強子DNA片段（HRE）都能在低氧時誘發鄰近基因表現，不會只局限於腎臟細胞中的EPO基因，因此推斷可能在哺乳類的所有細胞中，都有一套用以應對低氧狀況的相似遺傳機制。

1992年夏末，雷克里夫將此引以為傲的發現投稿至頂尖科學期刊《自然》上，卻隔了好一陣子才接到編輯姍姍來遲的回信，說明因該期刊篇幅有限，在綜合兩位匿名審稿人的意見後，決定拒絕刊登他上述成果。

儘管雷克里夫難掩失望，但他知道，這篇關於「多種人類與小鼠細胞株可利用相同的分子遺傳機制去反應低氧環境」的論文，已領先同行對手塞門薩，而且將人們對於細胞如何感受氧氣的研究從腎臟細胞帶入所有細胞的全新的局面。也就是說，低氧反應可能是哺乳類各種細胞都會有的反應，是生物現象的重要核心問題。幾十年後，雷克里夫回憶起此發現，仍認為這是他學術生涯上最重要的突破。

接下來解開該機制的關鍵，就在於瞭解低氧時究竟是由哪些蛋白、透過什麼方式與這段 HRE 增強子結合，進而強化相關基因的表現。可惜在數年努力後，這次由塞門薩先馳得點，1995 年率先分離出哺乳類的兩個主要低氧誘導因子（hpoxia induced factors, HIF），證實 HIF1a 與 HIF1b 這兩個蛋白在低氧時於細胞核中會與 HER 結合，並牽引轉錄活化蛋白（transcriptional activators），去共同活化相關反應所需的基因，腎臟細胞中的 EPO 基因便是因此方式而活化的典型例子，此後牽涉到細胞低氧反應機制，便統稱 HIF 反應途徑。

雷克里夫隨後證實不只在哺乳類，連果蠅、線蟲中都有相似的直源基因（orthologous gene），這代表缺氧誘導的分子機制，是動物中普遍存在的機制，有演化上重要的地位。旋即，雷克里夫又率先把這機制引領到另一個重要的醫學領域——惡性腫瘤的癌症研究。

● 缺氧的惡性腫瘤

當惡性腫瘤長到一定大小時，為了克服腫瘤內部細胞需要大量氧氣與養分以持續成長的需求，腫瘤會分泌特別的蛋白質，去誘導新血管往腫瘤處增生，因此瞭解惡性腫瘤如何開啟誘導血管增生蛋白的相關基因，是 1990 年代熱門的科學課題。

1996年開始，雷克里夫團隊陸續證明，惡性腫瘤開始增大後，便是透過HIF啟動一系列新血管增生基因去誘導新生血管進入腫瘤，使腫瘤持續成長並惡化。隨後也發現，不少癌症也有HIF表現量過高問題，如果能徹底明瞭HIF的分子機制，會是克服某些癌症的曙光。

● HIF 機制另一重要蛋白 pVHL 的發現

長久以來，以雷克里夫與塞門薩為主的研究團隊知道，常氧（20% O_2）狀態下正常細胞的HIFa蛋白在被製造後會坐落於細胞質，並快速降解；一但環境轉到低氧，HIFa便停止降解，進而移入細胞核以啟動相關基因。但HIF a蛋白在常氧環境為何會降解？常氧環境下的氧氣又如何調控HIF降解？是HIF研究接下來的兩個關鍵謎團，這時的臨門一腳來自美國另一個團隊。

美國科學家凱林（William G. Kaelin Jr）醫師研究會併發惡性腫瘤的馮希伯—林道症候群（von Hippel-Lindau Syndrome, VHL Syndrome）多年，在1995年找到造成該疾病的基因VHL，並證實當該基因損毀時，正常細胞便癌化。後來，凱林團隊發現常氧環境時VHL基因的產物pVHL蛋白可以與泛素蛋白（ubiquitin）結合，並牽引泛素蛋白將HIFa降解；反之，低氧環境中，pVHL蛋白不與HIFa結合，沒被降解的HIFa蛋白便會進入細胞核，啟動應付低氧環境的相關基因。

無獨有偶，雷克里夫也在同一時間發現凱林觀察到此機制，並決定與凱林團隊共享關鍵數據，相互驗證彼此成果，最後於2001年將該重大發現共同發表在《科學》期刊上。兩位科學家後來成為好友，他們彼此間惺惺相惜、良性競爭的風範，也傳為佳話。

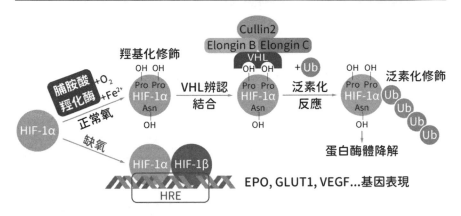

圖一 　細胞在氧氣充足時，HIF-1α 容易發生脯胺酸羥基化而被 VHL 辨認結合，VHL 會對 HIF-1α 進行泛素標記，然後將標記後的 HIF-1α 送至蛋白酶體降解，因此偵測不到 HIF-1α 蛋白。但是在缺氧環境下，HIF-1α 不會被羥基化修飾、泛素標記及降解，所以會快速大量累積，使 HIF-1α 與 HIF-1β 結合形成 HIF-1 轉錄因子，活化下游數百個基因表現。

◉ 更多的化學，更詳細的分子機制

　　為了理解氧氣如何控制 HIF 調節的機制，1999 年開始，雷克里夫團隊與牛津大學化學家史考菲爾（Chris Schofield）等團隊合作，發現當 HIFa 蛋白在常氧時，其上的兩個脯胺酸（proline, Pro 與一個天門冬胺酸（Asparagine, Asn）會各被添加一個氫氧基（-OH group），而添加了氫氧基的 HIFa 能與 pVHL 蛋白結合。拉特克理夫團隊找到數個可對 HIFa 這三個胺基酸做氫氧基修飾的酵素，並證實在常氧條件下，氧氣足以作為這些酵素的基質，用以氫氧基修飾 HIFa 的三個胺基酸；反之，在低氧的狀況下，HIFa 沒有氫氧基反應，自然不會被 pVHL 牽引而降解，便得以

入細胞核啟動相關基因。至此，關於低氧時HIF的分子反應機制兩大謎團已然解開（圖一）。

爾後，雷克里夫團隊持續與更多科學家合作，除更進一步探討HIF作為某些癌症治療的基礎外，也與生理學家合作瞭解人體在低氧環境下，身體系統反應的機制，此外關於貧血、中風、感染和運動生理等皆是他跨領域研究的興趣。

雷克里夫傑出的科學與臨床成就，使他在2004~2016年擔任牛津大學醫學院最崇高的醫學講座教授，2014年更獲英國女王授以爵士頭銜，表彰其貢獻。2016年，更以生物適應低氧的相關研究，與塞門薩、凱林同獲有諾貝爾獎前哨之稱的拉斯卡臨床醫學獎。目前的他仍在牛津大學從事研究，同時也在倫敦克里克研究所擔任臨床醫學研究部門主任，持續對科學作出貢獻。

許惇偉：高雄師範大學生物科技系

破解細胞感測氧氣
與缺氧調節之謎

文｜賴銘志

呼吸，是生物的一種生理現象，而氧氣則為生物賴以為生的氣體。生物如何感知、調節身體內的氧氣量，並在缺氧下做適度的調節，其分子機制現今成功被科學家發現，讓人們對其背後的分子機制有更深入的瞭解。

動物細胞需要氧氣才能進行代謝及呼吸作用產生能量（adenosine triphosphate, ATP），所以人們已非常清楚氧氣對於生命的重要性。然而，關於細胞及組織如何偵測外界環境氧氣不足或缺氧（hypoxia）及細胞如何適應缺氧壓力的機制，則尚未十分瞭解。獲得2019年諾貝爾生醫獎的塞門薩、雷克里夫及凱林三位學者，就是發現人類及動物細胞如何感測氧氣濃度變化的分子機制，並利用此機制調節基因表現來適應缺氧的壓力。

● 起源自紅血球生成素EPO的研究

一般來說，身體在缺氧時會引發一連串的生理反應來維持體內氧氣恆定（oxygen homeostasis），這些反應包括增加紅血球生成（erythropoiesis）、血管新生（angiogenesis）及調節血管張力（vascular ton）來提高氧氣的運輸能力，或藉由改變細胞代謝、細胞生長及細胞凋亡（apoptosis）來降低氧氣消耗。人們到高海拔山區因氧氣較少的緣故，常會有呼吸急促、頭暈目眩的症狀，嚴重時可能發生肺、腦水腫，甚至導致死亡。1890年左右，已經有人注意到當人處於高海拔一段時間後，血液中紅血球的數量會增加，因為缺氧會增加紅血球生成素的分泌，刺激紅血球生成。1977年，人類EPO蛋白才被純化出來。1985年，人類EPO基因被選殖（cloning）出來，這些研究成果促使後來成功以基因工程技術生產人類EPO重組蛋白，用以治療貧血症（anemia）。

● 發現缺氧誘導的關鍵因子 HIF-1

1980年代以前，生理學家已知腎臟皮質（renal cortex）會分泌EPO激素來調節紅血球的數量，但是尚未瞭解缺氧如何誘導EPO的表現。EPO的發現支持氧氣濃度感測機制的存在，因此塞門薩和雷克里夫分別投入EPO調控機制的研究。1986年，塞門薩在美國約翰霍普金斯大學醫學院擔任博士後研究員，他先建立一隻帶有人類EPO的基因轉殖小鼠，讓小鼠體內產生較多的紅血球。1991年，塞門薩發現人類EPO基因的下游有特定DNA片段，參與缺氧誘導表現（hypoxia-inducible expression）。

於此同時，雷克里夫在英國牛津大學也開始探索EPO的調控機制，同樣在1991年雷克里夫發現小鼠EPO基因的下游區域也參與缺氧誘導表現，這個調控區域被稱為HRE，雷克里夫進一步發現感測氧氣濃度的機制普遍存在於不同的細胞及組織中。此後，塞門薩致力於找尋HRE的細胞核內結合因子，並在1992年發現缺氧誘導因子-1（hypoxia-inducible factor-1, HIF-1）可能調控EPO基因表現。

1995年，塞門薩純化出 HIF-1 蛋白，並成功選殖出 HIF-1 基因，他發現 HIF-1 是由兩個次單元（HIF-1α 與 HIF-1β）所組成的蛋白質複合物，其中只有 HIF-1α 會對氧氣敏感而 HIF-1β 則不受氧氣影響。1996至 1997 年這段時間，塞門薩和雷克里夫分別證明 HIF-1α 及 HIF-1β 對於缺氧誘導表現的重要性，也更清楚這兩個蛋白質的功能及調控區域（functional and regulatory domain）。另一方面，他們也各別找到更多缺氧誘導基因包括 PGK1、GLUT1、ALDOA、ENO1、PFK1、PDGFA/B、PLGF、TGFB1 及 VEGF，這些基因主要作用於糖酵解（glycolysis）及血管新生，其調控方式與 EPO 基因相似，因此得知 HIF-1 在缺氧時是誘導糖酵解及血管新生的關鍵因子。

◉ 揭開VHL的神祕面紗

雖然已知 HIF-1α 蛋白對氧氣很敏感，在缺氧時會增加表現量，但仍不清楚它的調控機制，為何在氧氣充足時幾乎無法偵測到 HIF-1α 蛋白？想解開此謎題，要歸功於凱林在馮希伯－林道症候群（von Hippel–Lindau disease, VHL）的研究。凱林是一位腫瘤學家，主要研究腫瘤抑制基因（tumor suppressor gene）。1993年，他剛成立自己的實驗室開始研究馮希伯－林道症候群，這是一種罕見遺傳疾病，主要病灶是在小腦、脊髓、腎臟及視網膜常會出現血管母細胞瘤（hemangioblastoma）。凱林發現 VHL 基因突變的腫瘤會分泌較多 EPO 刺激血管新生，類似缺氧的情況，且在缺少 VHL 的腎臟細胞內 GLUT1、PDGFB 及 VEGF 的表現不會對氧氣敏感，因此認為研究 VHL 蛋白有助於瞭解細胞感測缺氧的機制。

接下來的工作是如何將 VHL 與 HIF-1 連接起來。1997年，有人證明

HIF-1α及HIF-1β的mRNA表現量不受氧氣影響,因此推測HIF-1α受到轉譯後修飾(posttranslational modification)所調控,接著陸續有許多學者證明HIF-1α在正常氧濃度下會被一種稱為泛素(ubiquitin)的小蛋白所標記,此過程稱為泛素化反應,然後會立即被蛋白酶體(proteasome)所降解。凱林的團隊發現VHL蛋白需要與elongins B/C及cullin 2形成蛋白質複合物,才能調控缺氧誘導表現,結構分析發現此蛋白質複合物非常類似SCF(SKP1-CUL1-F-box)泛素連接酶,因此推測VHL蛋白質複合物可能也是泛素連接酶,後續有兩個研究團隊證明VHL蛋白具有泛素連接酶活性。

不久之後,雷克里夫證明細胞內缺少VHL,並不會造成HIF-1α的氧依賴性蛋白水解(oxygen-dependent proteolysis),而且發現HIF-1α與VHL會形成穩定的蛋白質複合物,凱林也緊接著證明VHL-elongins B/C-cullin 2蛋白質複合物直接與HIF-1α蛋白結合並且進行泛素化反應。

◎ 完成研究機制的最後一塊拼圖

雖然已經瞭解VHL是造成HIF-1α被快速降解的主因,但是氧氣是如何調節此過程仍屬未知。2001年凱林與雷克里夫分別連續(back-to-back)在《科學》期刊上發表研究報告,證明HIF-1α需要發生脯胺酸羥基化(proline hydroxylation)才能被VHL蛋白質複合物所辨認而結合,接著利用定點突變(site-directed mutagenesis)及質譜分析(mass spectrometry)技術在HIF-1α上找到兩個脯胺酸(Pro402與Pro 564)會被羥基化。除此之外,雷克里夫還證明VHL與HIF-1α結合需要有氧氣及Fe^{2+}離子的存在,凱林也用其他實驗方法得到相同的結論,例如細胞如果經過缺氧或排鐵劑(iron chelator)處理後,VHL就不會與

HIF-1α 結合。

　　當時已知脯胺酸羥化酶（prolyl hydroxylase，PHD）的作用是以氧分子為受質將蛋白質上的脯胺酸羥基化，這個過程需要 Fe2+ 離子及維他命 C（ascorbate）的輔助，因此下一步就聚焦在找尋 HIF-1α 蛋白的脯胺酸羥化酶。2001年，雷克里夫找出幾個 HIF-1α 的脯胺酸羥化酶 PHD1/2/3，隔年，凱林也找到 PHD2 並且將其純化出來，經過幾個研究團隊的驗證，確定 PHDs 會對 HIF-1α 的脯胺酸羥基化，完成細胞感測氧氣濃度變化機制研究的最後一塊拼圖。

◉ 細胞偵測缺氧的分子機制

　　簡單來說，不管在氧氣充足或是缺氧的環境下，細胞都會不斷製造 HIF-1α 蛋白，但是在氧氣充足時 HIF-1α 容易發生脯胺酸羥基化而被 VHL 辨認結合，VHL 會對 HIF-1α 進行泛素標記，標記後的 HIF-1α 就會立刻被送至蛋白酶體降解，研究發現在氧氣充足時 HIF-1α 的半衰期只有十分鐘而已，因此正常細胞內很難偵測到 HIF-1α 蛋白的存在。但在缺氧時，HIF-1α 不會被泛素標記及降解，所以半衰期變長，能夠快速大量累積。HIF-1α 與 HIF-1β 結合成 HIF-1 蛋白質複合物是細胞核內的轉錄因子，可控制下游數百個基因，包括 EPO、GLUT1 或 VEGF 等的表現，這些下游基因的共同特徵是具有 HRE 序列可供 HIF-1 辨識結合，HIF-1 活化許多下游基因表現讓細胞能適應缺氧的壓力。

◉ 應用在相關疾病的治療

　　研究缺氧誘導因子 HIF-1 的調控機制，除了用來解釋細胞在缺氧時的生理反應外，也可應用於治療許多相關的疾病，例如貧血、中

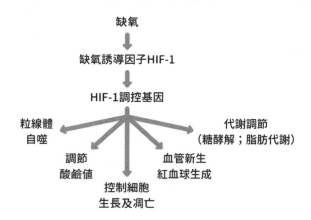

圖一 缺氧誘導 HIF-1 轉錄因子表現，因此活化 HIF-1 的下游基因，這些基因主要作用於代謝調節、血管新生、細胞生長或凋亡、調節酸鹼值及細胞自噬，使細胞能適應缺氧的壓力。

風、發炎及癌症等。在此以癌症為例加以說明：由於癌細胞的快速增生及血管的異常新生，腫瘤組織常有不同程度的缺氧狀況，這個現象稱為腫瘤缺氧（tumor hypoxia），可從腫瘤切片的免疫組織化學（immunohistochemistry, IHC）染色觀察到許多缺氧的區域，腫瘤常因為缺氧導致其本身組織壞死（necrosis）。所以腫瘤在發育過程中必須藉由改變基因表現來適應缺氧的壓力，這些調節包括能量代謝、血管新生、抗細胞凋亡（anti-apoptosis）及癌細胞侵犯轉移（invasion and metastasis），因此，癌症從初期形成到末期發生轉移都與缺氧息息相關（圖一）。

　　進一步研究發現缺氧也是導致癌症治療預後不良（poor prognosis）的重要原因，癌細胞經過缺氧處理後，會對放射治療（radiotherapy）及

化學治療（chemotherapy）產生抵抗性，所以需要更高劑量才能殺死癌細胞。因此，瞭解細胞感應缺氧的分子機制就能設計新的藥物及療法，預防及治療腫瘤的形成，也可以降低抗癌藥物的使用，減少副作用產生。

延伸閱讀：

1. Wang, G.L. *et al.*, Hypoxia-inducible factor 1 is a basic-helix-loop-helix-PAS heterodimer regulated by cellular O2 tension, *Proc Natl Acad Sci USA*,Vol. 92(12): 5510-5514, 1995.
2. Maxwell, P.H. *et al.*, The tumour suppressor protein VHL targets hypoxia-inducible factors for oxygen-dependent proteolysis, *Nature*, Vol.399(6733): 271-275, 1999.
3. Mircea, I. *et al.*, HIFa targeted for VHL-mediated destruction by proline hydroxylation: Implications for O2 sensing, *Science*, Vol. 292(5516): 464-468,2001.

賴銘志／長庚大學生物醫學系、林口長庚醫院大腸直腸肛門外科

2020

C型肝炎病毒——
第一個可以治癒的
人類慢性病毒感染

文｜陳培哲

美國病毒學家阿爾特、英國生物化學家霍頓以及美國病毒學家萊斯
使得C型肝炎成為人類醫學史上第一個可以根除和治癒的慢性病毒感染症，
因而共同贏得2020年諾貝爾生醫獎。

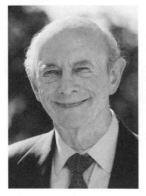

哈維・阿爾特
Harvey Alter
美國
美國國家衛生研究院
（Photo credit to Chia-Chi Charlie
Chang，National Institutes of
Health）

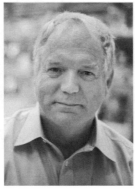

麥可・霍頓
Michael Houghton
英國
加拿大阿爾伯塔大學
（Photo credit to Michael Holly,
University of Alberta）

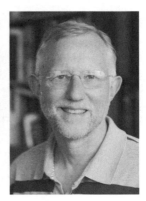

查爾斯・萊斯
Charles Rice
美國
美國洛克菲勒大學
（Photo credit to The Rockefeller
University）

自發現ABO血型之後，輸血就成為臨床治療上的一個重要方式。不過在大量運用輸血治療後，醫學界很快就發現輸血後的患者約有三分之一會出現肝炎症狀，例如黃疸及肝發炎指數升高等。而致病病源即使經由過濾處理，仍存在於待輸血的血液中；因此在1950年代就知道輸血後的肝炎是病毒引起的，科學家也隨即投入大量研究。

◎ 從輸血後肝炎到非A非B型肝炎

首先是在1960~1970年代，來自美國的科學家布倫伯格（Baruch Blumberg），發現了B型肝炎病毒（hepatitis B virus, HBV）。布倫伯格因此進行了臨床試驗，篩檢並排除B型肝炎的捐血人，經過這種處理方式，輸血後肝炎的發生率從30%下降到10%，證實了B型肝炎病毒是造成患者出現「輸血後肝炎症狀」的其中一個主因。

但是為什麼還有10%的輸血後肝炎症狀存在呢？輸血後肝炎是不是也由病毒引起？

美國國家衛生研究院的病毒學家阿特爾（Harvey Alter）的研究就是從此開始。阿特爾從1970年代開始在美國國家衛生研究院的臨床研究病房中，有系統地研究輸血後肝炎，他收集接受輸血患者的系列血液檢體，包含輸血前的血液檢體以及輸血後定期抽血檢查的檢體，發現在排除B型肝炎的情況下，確實有5~10%的病人在輸血後仍會得到肝炎。

阿特爾更進一步把輸血後肝炎患者的血液，過濾後再注射到黑猩猩身體中，發現過濾後的患者血液也會使黑猩猩罹患肝炎。經過此動物實驗，阿特爾證明了剩下的這10%輸血後肝炎也是由病毒引起，但既不是B型肝炎也不是A型肝炎，因此當時只好稱為非A非B型肝炎（non-A non-B hepatitis）。

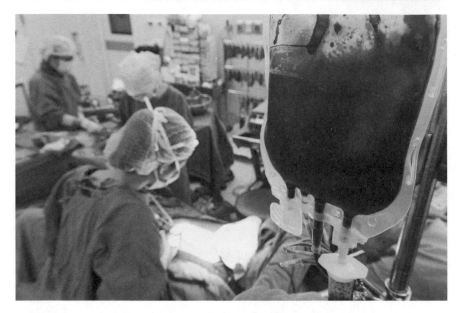

為什麼在篩檢並排除患有 B 型肝炎的捐血人後，還有 10% 的輸血後肝炎症狀存在呢？輸血後肝炎是不是由其他的病毒引起？（123RF）

　　此外，阿爾特也追蹤輸血後非 A 非 B 型肝炎的患者後續病況。他發現輸血後非 A 非 B 型肝炎的患者大部分都會轉變慢性肝炎，長期下來輸血後非 A 非 B 型肝炎將演變成肝硬化或是肝癌。他瞭解這是一個重要的疾病，所以大力推動以新的科學方法去尋找非 A 非 B 型肝炎病毒真正的身分。因此在 1980 年代，有很多病毒學者或是分子生物學家積極投身此領域，而他們所用的材料（輸血後非 A 非 B 型肝炎病人血液或接受這些血液感染的黑猩猩血液），主要都是由阿爾特所提供。

　　他收集了大量的輸血後非 A 非 B 型肝炎病人的系列血清，一旦有學

者聲稱找到了非A非B型肝炎病毒的核酸、抗原或是抗體，阿爾特便會提供這一批血清檢體套組，來測試這些學者所提出來的檢驗方法是否可以破解這一組輸血後非A非B型肝炎病人檢體的資料庫。雖然直到1990年代，都沒有一位學者能成功，但也減少了很多冤枉路。

◎ 從非A非B型肝炎到C型肝炎

這個窘境到了1989年終於有重大的突破。就是由英國生物化學家霍頓（Michael Houghton）在開榮生物科技公司（Chiron Corporation）

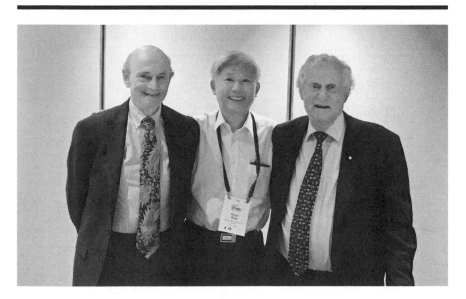

2019年，筆者（圖中）於國際B型肝炎會議（2019 International HBV meeting）上與阿爾特（圖左）及澳洲病毒學家古斯特（Ian Gust，圖右）的合照，其中古斯特以開發抗A型肝炎病毒（hepatitis A virus, HAV）疫苗而聞名。（作者提供）

所領導的團隊，以輸血後非A非B型肝炎黑猩猩血漿為材料的研究。在此黑猩猩的血漿中應該有非A非B型肝炎病毒的基因體（genome），霍頓運用了分子生物學技術，將血漿中所有的核酸（nucleic acids）片段，以重組蛋白（recombinant protein）的方式表現在大腸桿菌中。他們假設在這大量繁殖的大腸桿菌菌落（colony）裡，可能會有少數的大腸桿菌基因體內，帶有非A非B型肝炎病毒的基因體片段。但又該怎麼把這些成分篩選出來呢？

霍頓與其團隊認為，感染過非A非B型肝炎病毒的患者血清內應該會有對抗該病毒蛋白的抗體。因此他們使用這些感染過非A非B型肝炎病毒的患者血清，並做了仔細的篩選，終於找到會與病人血清抗體反應的大腸桿菌。最後，再把這些大腸桿菌組中的核酸片段定序與再組合，發現了一個新的病毒基因體！

可是這個新的病毒基因體，真的是引起輸血後非A非B型肝炎病肝炎的元凶嗎？這就必須在阿特爾已建立的輸血後肝炎患者血清檢體資料庫中驗證。而霍頓團隊利用他們在大腸桿菌表現出的重組蛋白作為抗原、發展出的免疫反應檢驗試劑，成功破解了阿爾特的血清測試套組，證明他們找到的新病毒，就是輸血後A非B型肝炎病肝炎病毒，從此正名為C型肝炎病毒（hepatitis C virus, HCV）。

很快地，由開榮生物科技公司發展出的檢驗試劑，在一到二年內於美國及歐洲篩選出捐血者，並能成功排除帶有C型肝炎的人。經過這些篩選，輸血後肝炎的發生率從10%下降到0.5%。這些結果進一步證實了他們的工作是正確的，而且也防止了全世界每年百萬例因輸血而引起的肝炎。

◎ 從預防與診斷，到治療慢性C型肝炎

　　由霍頓團隊選殖出來C型肝炎病毒基因體，整體比較像黃病毒（*Flaviviridae*），他們也努力想建立一個細胞培養的C型肝炎病毒複製系統，但一直沒有成功。接著便要說到美國病毒學家萊斯（Charles Rice）的貢獻了。

　　萊斯原先是做黃病毒的病毒學者，之後才轉做C型肝炎病毒。他發現在C型肝炎病毒的基因體尾端，其實還有一百五十個未被發現的核苷酸（nucleotides）序列，將這一百五十個核苷酸序列與霍頓定出來的C型肝炎病毒序列連結在一起，才是一個完整的C型肝炎病毒基因體，能在細胞培養時複製。這個系統成為了研究C型肝炎病毒的生活史，還有病毒必要蛋白的基礎。

　　就如同前述所說，遭受C型肝炎病毒感染後，有70%患者會轉變成慢性肝炎，再經過二、三十年後，將會惡化成肝硬化或肝癌。而有了血清與病毒學檢驗後，流行病學的調查也發現：全球差不多有7000萬到1億個慢性C型肝炎病人。慢性C型肝炎最早是以干擾素（interferon, IFN）治療，但治癒率只有5%；臺灣教授陳定信則發現，將干擾素加上雷巴威林（Ribavirin）合併治療，能使C型肝炎的治癒率提高到50%，但療程需半年至一年且有些副作用，使得此療法難以普及。

　　而萊斯與其他的病毒學者發展出的細胞培養系統，就是很有用的抗病毒藥物篩選工具。他們以病毒生活必需的水解酶或複製酶為標的，終於發展出小分子的口服藥物（direct antiviral agents, DAA）。只要服用這些口服藥物八到十二週，患者體內99%的C型肝炎病毒都可以被清除，達到痊癒。

　　這是人類醫學史上第一個可以根除和治癒的慢性病毒，他們能得到諾貝爾獎，實在是實至名歸。

○ 專注加上專業──一生懸命

　　C型肝炎的研究歷史，提供我們很好的借鏡。這三位學者幾十年來，都專注在輸血後肝炎的研究：首先，阿特爾累積了他二、三十年輸血後肝炎臨床病人的資料與檢體，以及他在做黑猩猩動物實驗的系列血清，大方無私地分享給有興趣的研究者，這是重要的基礎工作；再來是霍頓在開榮生物科技公司時，願意挑戰這個高風險且從未有人成功過的問題，經過非常仔細嚴謹地篩選，把當時分子生物學的技術發展與運用得淋漓盡致，這樣專注努力，值得敬佩；最後是萊斯以他做黃熱病毒的深厚基礎，轉移到C型肝炎的研究，瞭解病毒的複製本質、被病毒感染的受體以及動物模式，並打造一個有效的平台，才能順利發展出治癒C型肝炎的藥物，

○ 專業團隊的重要性

　　另外一個重要的因素是團隊，最好的例子是霍頓。幾年前加拿大最重要的醫學獎 —— 加拿大蓋爾德納國際獎（Canada Gairdner International Award）想要頒獎給他，當時他希望與在開榮生技公司合作團隊的臺灣大學醫技系校友朱桂林與郭勁宏共同獲獎，但礙於蓋爾德納國際獎規定只能頒給一人，因此他放棄了此獎項。

　　從這點可以顯示他們對團隊成員的珍惜和尊重，榮耀不外人性，這是我們值得學習地方。而阿特爾在美國國家衛生研究院的輸血後肝炎研究，結合了基礎臨床和動物實驗的團隊；萊斯的研究也是和日本京都大學下

遠野邦忠（Shimotohno Kunitada）教授與德國海德堡大學（Ruprecht-Karls-Universität Heidelberg）的巴滕施拉格（Ralf Bartenschlager）教授，再結合學術界跟新藥開發公司的努力，才使口服抗病毒藥物得以上市。

◉ C型肝炎的臨床展望

目前C型肝炎診斷治療都不成問題，世界衛生組織也計畫在2030年之前將C型肝炎的發生率減少90%，死亡率減少65%，因此需要推動大規模的篩選，還要將有效的藥物提供給所有罹患C型肝炎的患者。

未來還有什麼挑戰？儘管診斷和治療C型肝炎相當重要，但傳染病的控制和根除，最重要的最關鍵的因素還是在於疫苗。霍頓很早就意識到了C型肝炎疫苗的重要性，因此他在1990年後到現在近三十年，不斷努力想要研發出C型肝炎疫苗，雖然目前成果有限，但如果能克服這些問題，成功發展出C型肝炎疫苗，相信就能獲得另一座諾貝爾獎了！

陳培哲：臺灣大學臨床醫學研究所

史上最「有感」的諾貝爾獎？
解開溫度與觸覺的身體感覺之謎

文｜陳志成

TRPV1的發現，讓我們更清楚熱覺、痛覺的分子機制，
進一步理解發炎性疼痛、神經痛等相關疾病的生理機制，
對新一代止痛藥的開發，提供了重要的分子標靶。
2021年生醫獎頒給解開人體各種體感覺如何運作分子之謎的科學家。

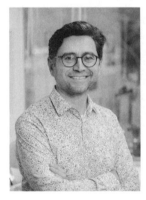

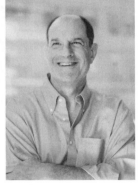

阿登‧帕塔普蒂安
Ardem Patapoutian
美國
斯克里普斯研究中心
（Scripps Research）

大衛‧朱里雅斯
David Julius
美國
加州大學舊金山分校
（University of California San
Francisco, photo by Noah Berger）

2021年的諾貝爾生理醫學獎可說是史上最「有感」的獎了！由美國生理學家朱里雅斯發現辣椒素受體（capsaicin receptor），為TRPV1（transient receptor potential vanilloid 1）離子通道[1]開啟後續一系列的研究，解開人體各種體感覺如何運作的分子機制之謎。體感覺包含溫度，例如冷、熱，以及觸覺、本體感覺、痠、痛、癢等，而本次諾貝爾生醫獎的另外一半獎項，則頒發給發現機械力離子通道Piezo1、Piezo2，解開機械力如何被體感覺神經，以及生物體內各種細胞「感覺」的美籍亞美尼亞裔生物學與神經科學家帕塔普蒂安。

◉ 痛覺研究的第一步，尋找「辣椒素受體」分子

神經科學家對「體感覺受體」的研究一直具有高度興趣，特別是那些能對痛及傷害性刺激有反應的受體。在1980~1990年代，對於痛覺神經生理的研究有些初步進展，科學家發現體感覺神經中有一群痛覺神經（nociceptor）對熱、酸、機械力這三種刺激都有反應。而這群多樣性痛覺神經（polymodal nociceptors）還有另外一個特性，就是都對「辣椒素」（capsaicin）特別敏感。因此，「辣椒素受體」被認為是痛覺受體的代名詞，為了找尋辣椒素受體分子，開啟了痛覺分子生物學（molecular nociception）研究的序幕。

1990年初期，以英國為首的幾個研究群，分別以不同角度切入，試圖用分子選殖的方法找尋辣椒素受體。主要代表研究學者為英國倫敦大學學院（University College London, UCL）的伍德（John Wood），他嘗試以差異性分子選殖方法（difference cloning），找出痛覺神經所有的受

1　TRPV1為一種離子通道蛋白，能傳遞熱覺、痛覺等訊號。

體分子。而伍德也是痛覺分子生物學的開山祖師，在他主導的研究中，發現許多參與痛覺的重要離子通道，例如ASIC1b、P2X3、Nav1.8，但他卻沒找到辣椒素受體。

　　而在美國舊金山大學進行研究的朱里雅斯，則是以功能性分子選殖（functional cloning）的方法，針對辣椒素受體分子可通透鈣離子（Ca^{2+}）的特性，利用鈣離子影像技術，率先找出辣椒素受體分子的真實身分——TRPV1，一個已經被發現，但尚未知其功能的離子通道。

● 成功找出辣椒素受體的「功能性分子選殖方法」

　　朱里雅斯研究生涯早期，在美國哥倫比亞大學做研究，師承美國神經科學大師艾克謝爾（Richard Axel）與英國生物學家傑瑟（Tom Jessell）探索血清素（serotonin）受體，並成功以細胞電生理的方法，做為功能性分子選殖的基礎，發現許多血清素受體分子。1990年後，朱里雅斯在舊金山大學任教，以相同的研究方法再發現血清素的5-HT3受體，與三磷酸腺苷（ATP）的P2X離子通道。他進入痛覺領域較晚，而之所以會研究辣椒素受體，或許是因為他與伍德是非常熟識的朋友有關。

　　功能性分子選殖的方法，首先需要針對標的組織，例如背根神經節（spinal ganglion），建構一個至少含有50萬個互補DNA的基因文庫（cDNA library），以涵蓋大約2萬個基因種類。再將所有的互補DNA（complementary DNA, cDNA）分為約二十等分，並分批次全數引入異源性表達系統的宿主細胞中。傳統上是以細胞電生理（cellular electrophysiology）方法或配體結合試驗（ligand binding assay）等方法進行。若是在其中一等分的cDNA裡，發現細胞對刺激物（辣椒素）會產生訊號，則再將此cDNA池（cDNA pool）分為二十等分，重複這項實驗，

直到我們能挑選出單一的cDNA為止。

因為某些未知的原因，這個方法在辣椒素的分子選殖上未能成功。後來朱里雅斯改用鈣離子影像（calcium imaging）來進行功能性分子選殖，才成功發現辣椒素受體，是一個名為「TRPV1」的陽離子通道。雖然鈣離子影像技術相較於細胞電生理技術，產生的訊號非常不敏感，卻可同時篩檢幾千個細胞，因此加速了分子選殖的進度。

TRPV1的發現，驗證了它同時是辣椒素、傷害性熱刺激（大於攝氏43度、酸（酸鹼值小於5.9）的受體，非常符合多樣性痛覺神經的概念，是可以反應各種傷害性刺激的重要分子，但卻唯獨與傷害性的機械力刺激無關。而TRPV1是溫度受體的概念，隨即開啟了後續一系列對溫度受體分子的研究，讓我們清楚瞭解，體感覺神經系統有一套完整的溫度感受器。此外，各個溫度級距也都至少有一個TRP家族的離子通道相對應（表一），TRPV1的發現，讓我們更清楚熱覺、痛覺的分子機制，進一步理解發炎性疼痛、神經痛等相關疾病的生理機制，對新一代止痛藥的開發，提供了重要的分子標靶。

表一　不同溫度級距與TRP家族的離子通道對應表

溫度	TRP家族離子通道
10℃	TRPA1
10~25℃	TRPM8
27℃	TRPV4
33℃	TRPV3
38℃	TRPM2
＞43℃	TRPV1
＞55℃	TRPV2

◎ 與溫度感覺不同，為什麼我們會感受到「痛」？

　　由於辣椒素受體本身並不是機械力受體，因此找尋傷害性機械力受體就變成痛覺分子生物學的下一個重點研究方向。機械力受體的分子選殖相對於其他的離子通道來說更加困難，主要是因為在方法學上，要量測機械力受體的反應非常困難。2000 年左右，神經生物學家發展出一套機械力夾（mechanical clamp）的方法刺激神經細胞，得以結合全細胞膜鉗制（wholecell patch clamp）的電生理方法，穩定地量測機械壓力對細胞所誘發的微小電流（pico amp）。因此，開始有人思考機械力受體（離子通道）的功能性分子選殖是否可行。

　　帕塔普蒂安是來自黎巴嫩貝魯特（Beirut）的亞美尼亞人，在他研究生涯的早期，主要鑽研發育生物學相關議題。直到1990年代後期，他才投入痛覺分子生物學的研究，並探討 TRP 離子通道與痛覺、溫度感受器的關聯。他在美國斯克里普斯研究中心（Scripps Research Institute）建立實驗室後，與朱里雅斯在 2002~2003 年間，各自獨立發現 TRPM8 既是冷（小於攝氏 25 度）也是薄荷的受體分子，解釋了薄荷為什麼會帶給我們涼涼的感覺。而在 2010 年，帕塔普蒂安更發現機械力離子通道 Piezo1/2，這可是震撼科學界的一件大事！

　　Piezo1/2 離子通道的發現，堪稱功能性分子選殖的另一經典。在方法學上，要從五十萬個 cDNA 基因文庫中，篩選到對機械力刺激有反應的 cDNA 池幾乎不可能，特別是機械力刺激能誘發的電流相當小。以帕塔普蒂安選用的神經母細胞瘤（neuroblastoma）細胞株為例，機械力夾造成細胞形變範圍約在幾微米（μm）內，所誘發的電流約莫幾個皮安培（pA）。如此小的電生理反應，實在令人很難想像我們在單一細胞中外加

的cDNA數量，可表現出足夠量的離子通道，使得機械力刺激所誘發的電流，大到可被偵測的範圍。

而帕塔普蒂安確實反其道而行。他捨棄傳統在異源性細胞大量表現cDNA池的方式來做功能性分子選殖，而是採用基因靜默（gene silencing）的方法，優先挑選功能未知且至少含有兩個穿膜結構域（transmembrane domain）的膜蛋白分子，並排除非離子通道的G蛋白偶合受體（G-protein-couple receptor, GPCR）。就這樣把候選標的限縮至一百個以下，再逐一測試每個基因靜默是否可以在神經母細胞瘤細胞上，抑制機械力誘發的電流，並發現了機械力離子通道Piezo 1及Piezo 2。

◎ 能感受外力變化、幫助臟器擴張與收縮的Piezo離子通道

Piezo離子通道的發現，開啟了細胞生物力學研究的新方向。基本上，幾乎所有的細胞都需要機械力受體或離子通道，以感測並維持細胞內外「力」的恆定。這也啟發了接續一系列創新的功能性基因選殖風潮，而發現更多類型的機械力受體分子。

在體感覺神經系統中，Piezo 2在觸覺、本體感覺都扮演著重要角色，詮釋了感覺神經系統如何感受「外力」的變化。雖然Piezo離子通道在傷害性機械力所造成的痛感中扮演的角色不明顯，但對肺臟、膀胱與許多臟器的收縮或體積變化相當重要。甚至連紅血球與脂肪細胞的結構與體積，都是藉由Piezo離子通道來監控。

在一個機緣下，中研院有幸於2015年邀請帕塔普蒂安到生物醫學科學研究演講。藉此，筆者也有機會與他討論機械力離子通道的研究現況，特別是包含Piezo離子通道，與其他已知的機械力離子通道，都是藉由細胞膜張力的變化來開啟，因此可以利用機械力夾的方法活化。然而，另

一類需要由「繫鏈模式」（tether mode）來開啟的機械力離子通道，卻無法以機械力夾方法研究。當時，我們研究團隊分享了我們研究「繫鏈模式」機械力離子通道的方法，令他印象深刻。

○ 人體還有哪些重要的體感覺？──痠

　　TRP 與 Piezo 離子通道的發現，解答了體感覺神經系統的兩大感覺「溫度感覺」與「觸覺」的分子機制。然而，有一類體感覺的離子通道卻被忽略了，那就是體感覺神經對「痠」的反應。在 TRPV1 基因剔除後，朱里雅斯發現體感覺神經對痠的刺激仍有反應。而事實上，早在 TRPV1 被發現的半年前，以研究離子通道著名的法國生化與生理學家──拉茲敦斯基（Michel Lazdunski），就發現了痠敏性離子通道（acid-sensing ion channel, ASIC）。

　　ASIC 對痠的反應，遠比 TRPV1 敏感，些微的組織酸化（pH < 7.0）就能活化 ASIC。此外，ASIC 家族的離子通道，也大量表現在各類型的感覺神經元中。有趣的是，筆者團隊也在 2016 年證明了 ASIC3 是個雙功能蛋白，同時為痠的受體，也是負責繫鏈模式的機械力離子通道。或許 ASIC 離子通道代表的是一個人類尚未完全瞭解的體感覺──痠覺。

　　從朱里雅斯與帕塔普蒂安的研究軌跡回溯，可以發現他們都是在方法學精進，從而成功解開參與體感覺訊息傳導的重要分子機制，也因此開創新的研究領域，讓我們可以更清楚瞭解神經細胞與其他細胞如何與外在世界溝通。恭喜兩位得獎，當之無愧！

陳志成：中研院生醫所

21世紀諾貝爾生醫獎
2001-2021

作　　者	科學月刊社
副總編輯	成怡夏
責任編輯	成怡夏
行銷總監	蔡慧華
封面設計	白日設計
內頁排版	宸遠彩藝

社　　長	郭重興
發行人暨 出版總監	曾大福
出　　版	遠足文化事業股份有限公司　鷹出版
發　　行	遠足文化事業股份有限公司
	231新北市新店區民權路108-2號9樓
電　　話	（02）2218-1417
傳　　真	（02）2218-8057
客服專線	0800-221-029

法律顧問	華洋法律事務所　蘇文生律師
印　　刷	成陽印刷股份有限公司
初版一刷	2022年5月

定　　價	380元

國家圖書館出版品預行編目（CIP）資料

21世紀諾貝爾生醫獎：2001-2021/科學月刊社作.
-- 初版. -- 新北市：遠足文化事業股份有限公司鷹出版：
遠足文化事業股份有限公司發行, 2022.05
　面；　公分
ISBN 978-626-95805-6-9（平裝）
1. 生理學／醫學　2. 諾貝爾獎　3. 傳記
410.99　　　　　　　　　　111004793